Iss dich schwanger

Dr. med. Dunja Petersen

W0322440

Iss dich schwanger

Basis-Wissen und Rezepte bei Kinderwunsch
für mehr Fruchtbarkeit bei Frau und Mann

Mehr über
Dr. med. Dunja Petersen
Natürlich-zum-Wunschkind.de

Über die Autorin und das Buch

Ich begleite Frauen und Paare durch die herausfordernde Kinderwunschzeit und helfe ihnen, ihre natürliche Fruchtbarkeit zu erhöhen und einfacher schwanger zu werden.

Viele Paare, bei denen es nicht "sofort klappt", können dennoch auf ganz natürlichem Wege Eltern werden. Oft werden bei den klassischen Untersuchungen keine Ursachen für ihren bisher unerfüllten Kinderwunsch gefunden, und dennoch gibt es aus Sicht der ganzheitlichen Medizin viel, das man für die Fruchtbarkeit dieser Paare tun kann. Ich berate und behandle jedoch auch viele Frauen und ihre Partner mit bekannten Ursachen wie PCOS, Endometriose oder schlechtem Spermiogramm begleitend zu einer künstlichen Befruchtung.

Als Ärztin für ganzheitliche Medizin und Traditionelle Chinesische Medizin verbinde ich die moderne Medizin und Wissenschaft mit dem bekannten und traditionellen Wissen der Naturheilkunde aus der fernöstlichen und der westlichen Welt.

Viele Frauen und Paare wenden sich an mich, wenn ihr Kinderwunschweg sie langsam verzweifeln lässt. Oft haben sie schon verschiedene frustrierende Erlebnisse gehabt und die seelischen Belastungen werden immer größer.

Zu meinem Erschrecken stelle ich dann sehr oft fest, dass viele Paare zu wenig Wissen darüber haben, was alles noch möglich ist, um dem eigenen Traum entgegen zu gehen. Daher möchte ich mein Wissen darüber beziehungsweise einen ganz bestimmten Teil dazu, hier weitergeben.

„Was kann ich selbst noch tun?", das ist eine Frage, die mir in meiner Praxis häufig gestellt wird.... Und ich habe soviel dazu zu sagen, dass es mir in meiner Praxiszeit kaum möglich ist, all das zu erklären. Daher habe ich begonnen, mein Wissen aufzuschreiben und in Online-Programmen weiterzugeben, damit möglichst Viele Möglichkeiten kennenlernen, was sie selbst einfach und leicht umsetzen können.

Für alle die, die an ihren Traum glauben und sich den Weg zum Wunschkind erleichtern möchten, habe ich dieses Buch geschrieben. Die Ernährung an sich und den Kinderwunsch anzupassen ist auch ein Stückchen Weg zu dir selbst, denn tief drinnen wissen wir: Gutes und einfaches Essen tut dem Körper und der Seele gut.

"Deine Nahrung sei deine Medizin", sagte schon Hippokrates. Sich mit der Ernährung selbst zu helfen ist das Natürlichste auf der Welt. Und ich zeige dir, wie das geht.

Wenn Wünsche und Wissen zusammen kommen, dann entstehen kleine Wunder ❤

In diesem Buch findest du natürliche und überwiegend regionale Superfoods und einfaches Essen, das dich und euch als Paar optimal mit Nährstoffen für die Fruchtbarkeit versorgt.

Lerne diese wichtigen Nahrungsmittel kennen, damit du sie im Alltag und in deine eigenen Lieblingsrezepte einbauen kannst.

Mit einfachen und leckeren Rezepten aus zumeist heimischen Zutaten und Gewürzen hast du beziehungsweise habt ihr als Paar die Möglichkeit, ganz viel für die optimale Nährstoffversorgung bei Kinderwunsch zu tun. Dabei ist es unerheblich, ob ihr natürlich schwanger werden wollt oder euch auf eine künstliche Befruchtung vorbereitet.

Es ist ganz einfach, mit Hilfe der Ernährung die eigenen Grundlagen als Frau oder als Mann zu verbessern, um leichter schwanger zu werden.

Lass uns starten!

Danksagung

Ich danke all meinen Patientinnen und den Teilnehmern meiner Online-Kurse, insbesondere den Teilnehmerinnen des Online-Kurses "Iss dich schwanger", die mir mit ihren Fragen geholfen haben, dieses Buch zusammenzustellen und zu verbessern.

Ich danke allen, die mich unterstützt und mir geholfen haben, dieses Buch zu dem zu machen, was es ist: Meine Verbindung zwischen Erde und Himmel, den modernen wissenschaftlichen Erkenntnissen und dem traditionellen Wissen.

Ich danke meinen Eltern Käte und Johannes Petersen für meine bodenständigen Wurzeln und dem Aufwachsen im Kreislauf mit der Natur.

Insbesondere danke ich meinem Partner und seiner Schwester, die mich in der Entstehungsphase des Buches ganz praktisch unterstützt haben.

Altes Wissen - neu interpretiert ❤

Inhaltsverzeichnis

Vorwort

Sich ein Kind zu wünschen ist zunächst eine aufregende und eine schöne Wartezeit. Doch wenn es nach einiger Zeit immer noch nicht geklappt hat, beginnt man nachzudenken woran es liegen könnte.

Beide Partner sollten sich von einem Gynäkologen oder Urologen untersuchen und beraten lassen, denn nachweislich liegen die Ursachen für ungewollte Kinderlosigkeit zu gleichen Teilen auf die Partner verteilt. Für viele Paare ist es zunächst auch wichtig zu verstehen, wann der optimale Zeitpunkt im Zyklus der Frau ist, damit die Spermien und die frisch gesprungene Eizelle aufeinandertreffen und das Wunder seinen Lauf nehmen kann. Dies wird umso wichtiger, je älter das Paar (hier tatsächlich vor allem die Frau) ist, denn grundsätzlich reduziert vor allem unser steigendes Lebensalter die Fruchtbarkeit.

Das Durchschnittsalter einer Frau bei der ersten Geburt ist in den letzten 40 Jahren von 23 auf 30 Jahre angestiegen, und heute beginnen viele Frauen erst nach dem 30. oder sogar erst mit dem 40. Lebensjahr mit der Familienplanung. Im Durchschnitt sinkt ab dem 35. Lebensjahr die Fruchtbarkeit der Frau deutlich ab. Eine erniedrigte Fruchtbarkeit aufgrund des Alters betrifft bereits jedes siebte Paar, das sich in Deutschland ein Kind wünscht. Aber auch die Spermienqualität hat in den letzten 40 Jahren jährlich messbar abgenommen. Die männliche Fruchtbarkeit sinkt insgesamt ab.

Andere Paare haben vielleicht bereits eine Diagnose erhalten, die eine geringere Fruchtbarkeit erklärt, wie beispielsweise eine schlechtere Spermienqualität oder ein hormonelles Ungleichgewicht, ein fehlender Eisprung im Zyklus, eine

Endometriose, Polycystische Ovarien (PCO-Syndrom) oder etwas anderes, das die Chancen auf eine Schwangerschaft verringert.

Unerfüllter Kinderwunsch ist ein Thema unserer Zeit. Die wachsende Anzahl Betroffener die nach Hilfe suchen und ihre Chancen erhöhen möchten nimmt stetig zu.

Der in solchen Fällen von der klassischen Schulmedizin oft eingeschlagene Weg ist die hormonelle Stimulation der Frau und die moderne Reproduktionsmedizin. Ein anderer Weg ist die natürliche Fruchtbarkeit mit einfachen alternativen und naturheilkundlichen Therapien zu unterstützen, ein dritter Weg ist die Kombination beider Verfahren - die sogenannte Integrative Medizin.

Die optimale Versorgung mit wichtigen Nährstoffen, Vitaminen, Spurenelementen und Mineralien ist in der Kinderwunschzeit sehr wichtig. Sie wird häufig vernachlässigt oder mit Hilfe von Nahrungsergänzungsmitteln "erledigt". Oft basieren diese Bemühungen auf Tipps wie Pimp-your-Eggs oder dem Vertrauen in freiverkäufliche Kombinationspräparate. Dabei sind die Lücken zur optimalen Ernährung nicht bei jedem Paar die selben, und sich einfach gut und vitalstoffreich zu ernähren, um optimal mit für die Fruchtbarkeit und Schwangerschaft versorgt zu sein, ist oft hilfreicher als die Einnahme von Nahrungsergänzungsmittteln.

Voll im Leben zu stehen bedeutet heutzutage häufig auch, sich nicht sehr viel mit sich selbst zu beschäftigen und im Alltag wenig Zeit zu haben. Damit beginnt oft ein unguter Kreislauf, der mitunter im Rahmen von unerfülltem Kinderwunsch sichtbar wird.

Spätestens wenn starke äußere Belastungen sowie viele und neue Umweltgifte auf den Menschen einwirken, die Lebensmittel keine besonders gute Qualität haben und/oder der Körper durch andere Einflüsse geschwächt und erschöpft ist, sollten Frau und Mann sich mit der eigenen Ernährung, Verdauung und Entgiftung näher beschäftigen.

Auch eine Änderung der Lebensgewohnheiten und eine erhöhte Achtsamkeit begleiten und unterstützen den Weg zur Verbesserung der Fruchtbarkeit, Empfängnis und zum Wunschkind. Neben einer bewussteren Ernährung gehören bei manchen auch Einschränkungen bei Genussmitteln wie Kaffee, Tee, Alkohol oder Zigaretten dazu. Und auch gesündere Lebensrhythmen, die den Schlaf und die allgemeine Erholung sowie die körpereigene Entgiftung verbessern, tragen ihren Teil zum Erfolg bei.

Unerfüllter Kinderwunsch hat oft nicht nur eine Ursache. Sich optimal zu ernähren und auf die Schwangerschaft vorzubereiten, ist zweifelsfrei in jedem Fall sinnvoll.

Für viele wird dies wahrscheinlich nicht der einzige Schritt sein, den es braucht, um schwanger zu werden. Manch anderes erkläre ich hier auch kurz und zeige, worauf man achten sollte, für vieles andere ist hier jedoch nicht der richtige Platz.

Wenn du gern mehr über mögliche Ursachen für unerfüllten Kinderwunsch und ganzheitliche Kinderwunschbehandlung wissen möchtest oder meine Unterstützung brauchst, dann geh auf meine Webseite oder folge mir auf Instagram, Pinterest oder Facebook. Werde dann auch gerne Mitglied in einer meiner Facebook-Gruppen oder abonniere meinen Newsletter, um auf dem Laufenden zu bleiben.

Alle Adressen findest du am Ende des Buches.

Deine Dr. med. Dunja Petersen

Einführung

Immer wieder erlebe ich, wie viele Frauen sich mühsam einzelne wichtige Informationen rund um die Ernährung bei Kinderwunsch anlesen und am Ende dennoch verwirrt und etwas ratlos sind, was sie es am besten wie umsetzen sollen. So entstehen häufig verschiedene Routinen im Alltag, die wie ein unfertiges Puzzle sind. Die stehen dann oft in keinem direkten Bezug zur eigenen Person, der eigenen Gesundheit oder den Alltagsbelastungen.

Einige haben schon viele Bücher gelesen und sind dennoch, oder gerade deswegen, Trends und Strömungen fast hilflos ausgeliefert. Zu diesen Dingen gehören auch Systeme wie Pimp-your-eggs und die Empfehlungen von verschiedenen Nahrungsergänzungsmitteln, je nachdem, was man gerade liest. Wie eine Marionette folgen wir dabei manchmal dem Marketing bestimmter Menschen oder von Produkten und den neuesten Tipps, ohne je richtig zu hinterfragen, ob dies sinnvoll ist... Denn die Antwort darauf suchen wir schon lange. Die Vielfalt an verschiedenen Informationen kann zu großer Verunsicherung führen.

Ich möchte dir hier einen Leitfaden geben und dir dabei die Augen dafür öffnen, dass du dir alles Notwendige, was du für deinen ausgeglichenen Hormonhaushalt, die Gesundheit und als Grundlagen bei Kinderwunsch brauchst, mit alltäglichen Lebensmitteln geben kannst.

Es gibt nur wenige Regeln, die du dabei beachten solltest. Diese betreffen in ersten Linie die Qualität und Verarbeitung der Lebensmittel, sowie die uns umgebenden Umweltgifte und deren Vermeidung und Ausleitung.

Schritt für Schritt erkläre ich dir im Laufe des Buches die Inhaltsstoffe unserer Lebensmittel und die wichtigen Bau- und Nährstoffe bei Kinderwunsch. Ich zeige dir, in welchen Nahrungsmitteln du sie finden kannst, und wie Kräuter und Gewürze die Verdauung unterstützen und die Aufnahme von Nährstoffen aus der Nahrung erhöhen.

Natürlich gebe ich auch klare Hinweise, auf welche Nahrungsmittel du besser verzichtest, und welche Gewürze beispielsweise in der sensiblen Einnistungsphase bei Kinderwunsch gemieden werden sollten.

Du wirst erkennen, auf was du in Zukunft bei deiner Ernährung achten solltest, und wie du mögliche Nährstoffmängel wieder auffüllst.

Du wirst verstehen, wie wichtig Bakterien für uns und unsere Zukunft sind und nicht nur deine Fruchtbarkeit, die Einnistung und das Immunsystem, sondern auch deine gesamte Gesundheit vom Darm aus unterstützen.

Auch die Eizell- oder Spermienqualität, die Qualität deiner Gebärmutterschleimhaut und die Einnistung kannst du mit Ernährung positiv beeinflussen.

Ich zeige dir, auf welche Nährstoffe und Nahrungsmittel es wirklich ankommt und wie einfach eine optimierte Ernährung für Kinderwunsch-Paare sein kann.

Es wird dich erleichtern, wenn du die Prinzipien verstanden hast und dich und deine Lieben zukünftig vitalstoffreich und bewusst ernähren kannst.

Es geht hier nicht nur um dich und das kurzfristige Ziel schwanger zu werden. Es geht um deine Gesundheit und Lebensqualität, deine gesunde Schwangerschaft, die Gesundheit deines Kindes und auch um die Fruchtbarkeit zukünftiger Generationen.

Fangen wir an!

Vitalstoffmangel

Müde und erschöpft, oder immer wieder krank oder kränkelnd zu sein gilt heutzutage schon fast als normal. Jeder ist mehr oder weniger betroffen oder kennt jemanden, dem es so geht.

Autoimmunkrankheiten, Schlafstörungen und die Anzahl junger Menschen mit chronischen Beschwerden oder Schmerzen nehmen seit Jahren kontinuierlich zu. Und auch die regelmäßige oder dauerhafte Einnahme von Medikamenten, bei Frauen zuallererst der Antibabypille, Antiallergika bei saisonalen Allergien oder auf Dauer bei Nahrungsmittelunverträglichkeiten, die Einnahme von Psychopharmaka oder Schmerzmitteln und inzwischen auch von Nahrungsergänzungsmitteln steigen in gleichem Maße an.

Auf der anderen Seite wachsen Industriezweige, die uns erklären dass wir uns besser fühlen, wenn wir uns vitalstoffreich mit Hilfe von Tabletten oder exotischen Superfoods ernähren oder entgiften, oder mit entsprechenden Präparaten unsere Verdauungsstörungen beheben.

Bei all diesen Lärm um unsere Ernährung und Verdauung werden die eigentlichen Grundlagen unserer Verdauung ignoriert. Denn eine wirklich ausgewogene, bakterien- und vitalstoffreiche Ernährung würde in den allermeisten Fällen zu großer Verbesserung der Gesundheit, den Selbstheilungskräften und auch der Fruchtbarkeit führen.

Die allergrößten Helfer für unsere Gesundheit und für die Nährstoffaufnahme sind unsere mehr oder weniger unbekannten Mitbewohner: Die Vielzahl der Bakterien in unserem Darm, das sogenannte Mikrobiom (die Darmflora). In jedem Menschen sind dies 2 bis 3 kg Bakterien, die auf unserer inneren Oberfläche im Darm sehr wertvolle Arbeit für uns leisten. So wertvoll, dass wir nicht auf sie verzichten könnten.

Und dennoch befinden wir uns in einer Phase, in der Schadstoffe und Umweltgifte zunehmen, wir im Stress leben, uns unbewusst ernähren oder Medikamente einnehmen (beispielsweise Antibiotika), die den Artenreichtum im Äußeren und Inneren vermindern. Nicht nur für die Natur ist unser Verhalten lebensbedrohlich, sondern auch direkt für den Menschen, seine eigene Fortpflanzung und sein Überleben.

Vitalstoffe oder Nährwert

Ich unterscheide in diesem Buch zwischen Bau- und Nährstoffen im Allgemeinen (sogenannte Makronährstoffe) und Vitalstoffen (sogenannte Mikronährstoffe). Zu den Bau- und Nährstoffen gehören unsere Grundbausteine wie Fette, Proteine und Kohlenhydrate und auch Ballaststoffe. Zu den Vitalstoffen zähle ich die Mineralien, Spurenelemente und Vitamine, die mit den Grundbausteinen in unsere Verdauung gelangen. Als Nährstoffdichte (oder Vitalstoffdichte) bezeichne ich die Anzahl von Vitalstoffen in Bezug zur Menge eines Baustoffes oder Lebensmittels.

Als sogenannter Nährwert wird im Allgemeinen die Kaloriendichte, der Kalorienreichtum in Lebensmitteln bezeichnet.

Nährstoffräuber und Vitalstoffverbrauch

Zu den Risikogruppen für Vitalstoffmangel zählen übrigens insbesondere Menschen in Lebenssituationen, die mit viel Stress verbunden sind, Menschen mit ungünstigen Ernährungsgewohnheiten und auch schwangere Frauen.

Ein Tipp für später ♡

In der Schwangerschaft und Stillzeit werden vor allem die Vitamine A, B1, B2, B6, C und Folsäure (B9) sowie die Mineralstoffe Eisen, Zink, Jod und Calcium in erhöhtem Maße gebraucht. Insgesamt ist der Vitaminbedarf in der Schwangerschaft mindestens um 30% erhöht und in der Stillphase bis zu 100% höher als normal.

Diesen erhöhten Bedarf kannst du über die Ernährung decken. Fang jetzt einfach an, dann wirst du darauf gut vorbereitet sein.

Stress durch emotionale Einflüsse wie beispielsweise bei unerfülltem Kinderwunsch oder körperliche und geistige Überbeanspruchung führt nicht nur zu Ausschüttung von Stresshormonen, die auch die Mitbewohner im Darm erreichen und diese verändern, sondern es kommt gleichzeitig zu einem höheren Verbrauch und erhöhtem Bedarf an Vitalstoffen.

Auch chronische Infektionen, Autoimmunerkrankungen, Verletzung und Operationen führen zu einem hohen Verbrauch und damit zu einem erhöhten Bedarf an Vitalstoffen.

Ein bekannter und wichtiger Nährstoffräuber ist die Einnahme von bestimmten Medikamenten, insbesondere auch die Antibaby-Pille. Die Antibabypille konkurriert mit den Nährstoffen im Darm um die Aufnahme in den Körper und führt auch im Körper zu einem hohen Vitalstoffverbrauch - daher die Bezeichnung Vitalstoffräuber. Viele Frauen haben aus diesem Grunde und mehr oder weniger bewusst bereits während der Einnahme der Pille gesundheitliche Probleme (auch im Bereich der Emotionen). Und sie leiden beispielsweise nach dem Absetzen der Antibabypille unter anderem häufig an einem zunächst ausbleibenden Zyklus oder Zyklusunregelmäßigkeiten.

Hinweis

Raucherinnen und Raucher haben übrigens ebenfalls einen erhöhten Bedarf an Vitamin C und Folsäure, da diese und zahlreiche weitere Vitamine und Mineralstoffe vom Körper zum Entgiften schädlicher Rauchbestandteile eingesetzt werden. Der

Bedarf an Vitamin C ist beispielsweise um 40% höher als bei Nichtrauchern.

Prioritäten, Entgiftung, Eizellen und Spermien

Je nachdem wie ausgeprägt ein Nähr- oder Vitalstoffmangel ist und wie die aktuelle Nährstoffzufuhr sich gestaltet, setzt der Körper Prioritäten. Gerade auch durch die Industrialisierung und die damit vermehrt entstandenen Umweltgifte, hat der Körper einen höheren Nährstoffverbrauch in seinen Entgiftungssystemen, insbesondere in der Leber. Generell, aber auch bei bestimmten Schwächen in einigen Teilen des Entgiftungsprozesses, die viele Frauen und Paare mit unerfülltem Kinderwunsch betreffen, kommt es trotz scheinbarer Gesundheit zu Vitalstoffmängeln.

Werden parallel nicht genügend Nähr- und Vitalstoffe zugeführt, spart der Körper auch im Bereich der Fruchtbarkeit. Es kann zu hormonellen Ungleichgewichten, und als Folge daraus auch zu sinkender Eizell- oder Spermienqualität kommen.

Die Nährstoffe, die in unserem Körper für den Schutz der Zellen (beispielsweise die Antioxidantien) und den Neuaufbau von Gewebe gebraucht werden, werden verstärkt in den Entgiftungsprozessen verbraucht. Das daraus folgende Vitalstoffdefizit beziehungsweise die Verschiebung von Vitalstoffen führt seinerseits zur schlechterer Qualität unserer Keimzellen, der gereiften Eizellen oder Spermien.

Zu deiner Beruhigung sei an dieser Stelle gesagt, dass alle notwendigen Bau- und Vitalstoffe mit einer bewussten und nähr- und vitalstoffreichen Ernährung aufgenommen werden können.

Hinweis

Ich rate dringend von einem "blinden" Zuführen von Nahrungsergänzungsmitteln ab, ohne dass man weiß, was genau fehlt und in welchem Maße (Dosierung) es gebraucht wird. Vitalstoffe benötigen für ihre Funktion ein Gleichgewicht zueinander. Durch Fehl-, Über- oder Unterdosierungen hilfst du dir nicht. Investiere dieses Geld lieber zunächst in eine entsprechende Beratung.

Im Zweifel sollte eine Laboranalyse Aufschluss darüber geben, ob relevante Nährstoffmängel vorliegen. Laboranalysen, die auch Mikronährstoffmängel aufdecken werden übrigens in der Regel *nicht* in einer schulmedizinischen Betreuung und auch nur selten in einem Kinderwunschzentrum durchgeführt. Für diese Fragestellung benötigst du Hilfe aus der ganzheitlichen Medizin von einem dafür fortgebildeten Arzt, Ökotrophologen (Ernährungswissenschaftler) oder Heilpraktiker. Solche Unterstützung findest du aber bestimmt auch bei dir in der Nähe.

Die Qualität unserer Lebensmittel

Die Qualität der Lebensmittel, die uns in Supermärkten angeboten werden, hat mit den Jahren deutlich abgenommen. Es gibt eindeutige Nachweise, dass die Nähr- und Vitalstoffdichte, das bedeutet die Vielzahl an Mikronährstoffen in Relation zum Gewicht eines Lebensmittels, seit vielen Jahren kontinuierlich abnimmt, während der Nährwert gleich bleibt oder sogar zunimmt.

Dies liegt unter anderem an der industriellen und wirtschaftlich optimierten Herstellungsweise, sowie daran, dass Sorten gezüchtet wurden, die einen hohen Nährwert haben (unter anderem zur Ernährung der wachsenden Weltbevölkerung), jedoch weniger Vitalstoffe enthalten als die ursprüngliche Form.

Gleichzeitig haben die neuen Möglichkeiten, Nahrungsmittel geschmacklich zu verändern, oder mit Hilfe von Aromastoffen einen Geschmack vorzutäuschen zu dem heutigen Angebot geführt. Einigen Lebensmitteln wurde ihr spezieller Geschmack weggezüchtet (so fehlen vielen Salaten heutzutage ihre wertvollen Bitterstoffe) und anderen Lebensmitteln wurde ein Geruch angezüchtet, der mehr verspricht als er hält (beispielsweise in vielen Tomaten).

Mithilfe moderner gentechnischer Verfahren wurden Lebensmittel verändert, wachsen schneller oder werden resistent gegen ihre Feinde. Damit verlieren sie mitunter auch ihre natürlichen Fähigkeiten ihre Fressfeinde zu bekämpfen. Und so fehlen uns Menschen beim Verzehr dieser Sorten auch deren ureigene antibiotischen oder pilz-bekämpfenden Wirkstoffe. Denn diese natürlichen Wirkstoffe der Pflanzen helfen uns Menschen ebenso, verschiedene pathogene Keime im Darm selbst zu hemmen.

Leider finden sich in vielen Nahrungsmitteln auch Rückstände von Pflanzenschutzmitteln, den Pestiziden, die sich negativ auf die Gesundheit und Fruchtbarkeit von Mann und Frau auswirken.

Umweltgifte schaden deiner Fruchtbarkeit

Auch in Haushaltsreinigern, Waschmittel oder Kosmetika finden sich viele ungünstige Inhaltsstoffe, die Einfluss auf das Hormonsystem von Mann und Frau haben. Hier empfehle ich beispielsweise kostenfreie Programm ("Apps") zu nutzen, um solche Produkte aus dem eigenen Umfeld zu entfernen.

Die Apps ToxFox, Barcoo und CodeCheck sind nur einige Anbieter, die dir helfen, solche Stoffe zu entdecken. Scanne einfach den Barcode auf deinen Produkten und schau, was diese Apps dir dazu anzeigen.

Auch hat die Massenherstellung von raffiniertem kristallinen weißen Zucker seit einigen Jahrzehnten zu einer deutlichen Veränderung unserer Ernährungsgewohnheiten geführt. Das große und billige Angebot an zuckerhaltigen, süßen und attraktiven Speisen oder Getränken wie Keksen, Schokolade, Bonbons, Kuchen, Pudding, Limonade und so weiter verführt zu einer Fehlernährung, die wertvolle Vitalstoffe kostet und übermäßig viele Kalorien zuführt.

Wie geht es besser?

Um sich nähr- und vitalstoffreicher und giftstoffärmer zu ernähren, solltest du zu Lebensmitteln in Bioqualität greifen. Du findest bestimmt auch in deiner Umgebung Bioläden, oder du kannst gegebenenfalls auch in deiner Region in Hofläden oder durch bestimmte Lieferdienste an Lebensmittel in sehr guter Qualität kommen, ein Beispiel dafür ist “die Ökokiste” (https://www.oekokiste.de/), die du überall in Deutschland bestellen kannst.

Inzwischen gibt es auch Bio-Supermärkte und Reformhäuser, in denen du wieder alte und ursprüngliche Sorten finden kannst, an deren Verdauung wir ganz ursprünglich angepasst sind.

Tatsächlich ist es so, dass die Menschheit sich im Laufe der Evolution an ihre regionale Umgebung angepasst hat, und auch regionale Lebensmittel häufig leichter verdauen und aufschlüsseln kann. Daher rate ich dir, möglichst viele Lebensmittel und Sorten zu kaufen, die in deiner Region heimisch sind. Gleichzeitig sollte es für dich normal werden, vor allem die Lebensmittel einzukaufen, die gerade Saison haben. Das bedeutet, dass sie zu dieser Jahreszeit natürlich reif geworden sind und geerntet werden.

Es ist für eine nährstoffdichte und vitalstoffreiche Ernährung bei Kinderwunsch nicht notwendig, exotische Lebensmittel einzukaufen. Ich stelle ich dir in diesem Buch noch viele heimische Lebensmittel vor, die alles in sich tragen, was du brauchst.

Das Mikrobiom

Was wir heute oft Mikrobiom nennen ist auch unter der Bezeichnung Darmflora bekannt. Das Wunder, das unsere lebenden Mitbewohner für uns erbringen, wird mehr und mehr bekannt, sodass die neue Bezeichnung ein Ausdruck seiner großen Fähigkeiten ist.

Die Artenvielfalt ist nicht nur unter den für uns leicht sichtbaren Lebewesen entscheidend für den Erhalt des Gleichgewichtes in unserer Welt. Sondern auch und gerade die unsichtbaren Lebewesen wie Bakterien oder Pilze leiden unter unserem Lebensstil und können ihre wichtigen Funktionen nicht mehr optimal aufrecht erhalten.

Bakterien und andere unsichtbare oder auch sichtbare Erdbewohner bereiten unsere Böden vor. Sie verwandeln Abfall in Nährstoffe für die Pflanzen und stellen die eigentliche Verbindung zwischen dem Erdreich und der Pflanze her.

Genauso wie auf jedem Ackerboden oder unter jedem Rasen leben auch auf unserer inneren Oberfläche, dem Darm, Milliarden von Mikroorganismen, vor allem Bakterien, die uns einen wunderbaren Dienst erweisen. 2-3 kg lebende und für uns arbeitende Bakterien trägt Jeder und Jede von uns mit sich im Darm herum.

Wir selbst sind dafür zuständig, wen wir in unserem Darm wie bei seiner Arbeit unterstützen. Es liegt an den Bau- und Nährstoffen, an der Zubereitungform der Lebensmittel und der Zuführung von neuen Bakterien mit der Nahrung, wie sich unser Mikrobiom zusammensetzt und funktioniert.

Es braucht eine große Artenvielfalt an Bakterien in unserem Darm, damit dessen volle Leistungsfähigkeit gegeben ist. Daher sollten wir unbedingt “lebendige” Nahrung zu uns nehmen.

Was ist lebendige Nahrung?

Auf den Oberflächen von vielen Lebensmitteln finden sich die wichtigen Bakterien, die wir gerne aufnehmen sollten. Es ist daher durchaus wichtig, dass wir mitunter auch Schalen bei unseren Äpfeln oder die Schale von anderen Pflanzen oder Gemüsen zu uns nehmen, damit wir ausreichend (lebende) Bakterien aufnehmen.

Ganz besonders wichtig sind dabei auch die Gruppe der Milchsäurebakterien. Diese finden sich nicht nur in Kuhmilch, was man bei diesem Namen leicht denken könnte. Sie sind beispielsweise auch in einem Joghurt aus Kokosmilch enthalten. Und auch im klassischen Sauerkraut finden sich diese für uns wichtigen und gesunden Bakterien. Milchsäurebakterien können verschiedene Produkte in für uns besser verträgliche Varianten umwandeln. Mit ihrem Stoffwechsel fermentieren diese Bakterien Nährstoffe und bereiten sie für uns vor.

Jedes Lebensmittel, das auf natürliche Weise weiterverarbeitet wurde, beispielsweise mit Hilfe von fermentierenden Organismen, ist in der Regel für uns verdaulicher, als das unverarbeitete Lebensmittel. Es ist inzwischen anerkannt, dass Lebensmittel wie Butter oder Schmalz sehr gute Nährstoffe für uns bereitstellen, ebenso auch Sahne oder in Maßen der Joghurt (dazu später mehr).

Auch unsere traditionellen Zubereitungsarten wie Einlegen, Einmachen, oder Einkochen, das Ruhen des Brotteiges oder das Einweichen von getrockneten Hülsenfrüchten tragen entscheidend zu deren Verdaulichkeit und der Zugänglichkeit zu ihrem Nährstoffreichtum bei.

Hinweis:

Du solltest vermeiden, pasteurisierte, homogenisierte oder ultrahocherhitzte Produkte zu kaufen. Diese Lebensmittel wurden auf physikalische oder chemische Weise "lang-haltbar" gemacht, indem die darin enthaltenen Bakterien abgetötet wurden. So wurde der natürliche Verstoffwechselungsprozess, der langfristig zum Verderben der Nahrung führt (zur Gärung und Verwesung) gestoppt.

In so behandelten Lebensmitteln sind kaum oder keine lebenden Bakterienkulturen mehr enthalten, die uns nützen und die wir unserem Darm zuführen könnten.

Kaufe daher möglichst Nahrungsmittel mit einem Haltbarkeitsdatum, das nicht in allzu weiter Ferne liegt.

Was macht das Mikrobiom?

Die Gesamtheit unserer Darm-Mitbewohner schützt und ernährt auch unsere Darmwand.

Einige Bakterien produzieren einen schützenden Schleim, der unsere Wand vor Giften aus dem Nahrungsbrei schützt und gleichzeitig das Übertreten von pathogenen Keimen (potenziell gefährlichen Keimen) durch die Darmwand in unseren Körper erschwert. Und andere für uns schädliche Stoffe werden von Darmbakterien bereits umgewandelt und entgiftet.

Gleichzeitig produzieren andere Bakterien kurzkettige Fettsäuren, mit denen unsere Darmwand ernährt und repariert wird. Nur so bleibt sie gesund, und die Darmwand-Zellen bleiben in einem engen Verband zusammengeschlossen.

Bakterien bereiten auch unseren Nahrungsbrei auf und wandeln viele Nährstoffe für uns um, sodass wir Vitamine, Spurenelemente oder wichtige Fettsäuren leichter aufnehmen können. Einige Bakterien sind essentiell, das heißt absolut notwendig, um Nährstoffe oder Vitamine so umzuwandeln, dass wir sie überhaupt aufnehmen können.

Einige Bakterien beteiligen sich sogar an der Hormonproduktion - das sogenannte Östrobolom ist Teil unseres Mikrobioms.

Das alles funktioniert heutzutage leider bei vielen Menschen nicht mehr so selbstverständlich wie man denken möchte. In sehr vielen Fällen ist unser Mikrobiom bereits gestört und kann seine Funktionen nicht mehr richtig ausüben. Dadurch kommt es zu vermehrtem Übertritt von Giftstoffen in unseren Körper durch eine teilweise geschwächte Darmwand (Stichwort: Leaky Gut = Löchriger Darm) mit daraus folgender erhöhter Belastung unserer Entgiftungssysteme (vor allem in der Leber). Parallel kann es zu einer Übererregung und Fehlreaktionen unseres Immunsystems kommen, das zu unserem Schutz an der großen Oberfläche unserer Darmwand lokalisiert ist. Es kann zu lokalen Überreaktionen an der Darmwand führen oder insgesamt die Entzündungskaskaden im Körper anregen. Dazu gehören beispielsweise Überreaktionen im Histamin-System.

In diesem Kreislauf der Fehlfunktionen sammeln sich immer mehr Giftstoffe und Abfälle an verschiedenen Stellen des Körpers an, die nicht immer erfolgreich abgebaut werden und zu kleinen Entzündungen überall im Körper führen können (Stichwort: Silent Inflammation = Stille Entzündung). Eine Vertiefung zu diesem Thema findet sich im Kapitel zu Endometriose, PCOS und autoimmune Störungen.

Störende Einflüsse auf das Mikrobiom

Das Mikrobiom wird nicht nur durch Fehlernährung geschwächt. Auch emotionaler Stress oder Ängste, Schlafmangel, bestimmte Medikamente (Antibiotika, aber auch viele andere), Umweltgifte, Strahlung (WLAN, Mobilfunk) oder körperliche Überbelastung führen zu Veränderungen unserer inneren Homöostase, des inneren Gleichgewichts, und verändern als Folge die Zusammensetzung unseres Mikrobioms.

Übrigens hat nicht nur die innere Oberfläche des Darms eine eigene Besiedelung (Flora). Auch die innere Oberfläche unserer

Scheide (die Döderleinsche Flora), unsere Lunge und unsere Haut sind reichlich mit einer schützenden Flora besiedelt.

Je mehr wir durch unser Verhalten oder beispielsweise durch Desinfektionsmaßnahmen, Antibiosen oder andere schädigende Einflüsse die Besiedelung durch "gute" Bakterien vermindern, desto mehr öffnet sich die Möglichkeit für pathogene Keime, in uns einzudringen, Krankheiten auszulösen und unsere Grundfunktionen weiter zu schwächen.

Vorteile von Artenreichtum im Mikrobiom

Mit Hilfe einer bakterienreichen Ernährung mit lebenden Mikroorganismen und natürlich-fermentierten Produkten, sowie mit wichtigen Baustoffen für die Bakterien (Ballaststoffe) kannst du das Artenreichtum und die Verdauung in deinem Darm verbessern. Damit tust du dir nicht nur für den Alltag viel Gutes, sondern du verbesserst auch deine Fruchtbarkeit.

Es ist nachgewiesen, dass sowohl bei Frauen als auch bei Männern eine verbesserte Darmflora mit erhöhter Fruchtbarkeit einhergeht!

Die vermehrten Vitalstoffe kommen auch dem Hormonsystem und dem Aufbau der Gebärmutterschleimhaut zu Gute. Die Entlastung der Leber von Aufgaben der Entgiftung schafft Raum für ihre natürliche Aufgabe im Hormonstoffwechsel. Daher bessern sich Zyklusstörungen und hormonelle Dysbalancen häufig "von selbst", wenn du dich bewusster und "darmgesünder" ernährst.

Immunsystem und Einnistung

Durch eine bewusstere Ernährung und eine artenreiche und gesunde Darmflora kommt es zur Entlastung und Normalisierung des Immunsystems. Dies kann zur Erleichterung der Einnistung eines Embryos führen. Leider ist an dieser Stelle nicht der richtige Ort, um die entscheidende Rolle des Immunsystems für den Vorgang der Einnistung genauer zu beleuchten. Lass mich dir nur folgendes sagen: Ein ausgeglichenes und natürlich funktionierendes Immunsystem ist für die Empfängnis und Einnistung von großer Bedeutung.

Das Wunder der Einnistung

Als sogenannte Einnistung werden die Tage 6 bis 9 nach der Befruchtung einer Eizelle beschrieben. Ab dem sogenannten Blastozystenstadium schließt sich der Embryo dem Blutkreislauf der Mutter in der Gebärmutter an. An diesen 3-4 Tagen muss das Immunsystem diesem halb-fremden kleinen Wesen (50% stammen von dir und 50% stammen von einem "fremden Menschen", dem Partner) diesen einzigartigen Vorgang "erlauben", denn normalerweise werden fremde Organismen von den Abwehrzellen unseres Immunsystems erkannt und bekämpft.

Die Verarbeitung der Lebensmittel

Die Bedeutung der Verarbeitung unserer Lebensmittel wurde an einigen Stellen bereits erwähnt. Hier möchte ich dir noch ein paar Beispiele geben, die dies für dich verständlicher machen sollen.

Auf vielen Oberflächen unserer Lebensmittel leben Bakterien, und die Oberflächen (Schalen) enthalten auch viele wichtige Ballaststoffe, und sogenannte sekundäre Pflanzenstoffe, die das Grundgerüst für eine vollwertige und darmgesunde Ernährung bilden.

Um sich vor Umweltgiften zu schützen ist es wichtig, möglichst unbehandeltes Obst und Gemüse zu kaufen. Sollte dies einmal nicht möglich sein, hast du auch andere Möglichkeiten, um die Belastung durch Pestizide (oder Fungizide) herabzusetzen:

- Lege das Obst und Gemüse in lauwarmes Wasser und lass es etwa 10 Minuten darin liegen. Wasche es danach gründlich ab. Das entfernt einen großen Teil der Rückstände.
- Lege das Obst oder Gemüse in ein Wasserbad mit einem halben TL Salz, einem TL Essig oder Zitronensaft. Lass es einige Minuten einwirken, bevor du die Lebensmittel von Hand abwäscht und anschließend mit sauberem Wasser abspülst. So werden die chemischen Rückstände zuverlässig entfernt.

Hinweis: Benutze keine Desinfektions- oder Geschirrspülmittel um das Obst und Gemüse zu reinigen. Diese hinterlassen aber teilweise ebenfalls Rückstände, die nicht gut für Menschen verträglich sind.

Eine einfache "Verarbeitung" von Lebensmitteln kann deren Verträglichkeit für deine Verdauung deutlich verbessern. Die Verträglichkeit und Verdaulichkeit von dem Klebeeiweiß Gluten beispielsweise wird durch das Ruhen-lassen von Brotteig deutlich verbessert. In Studien konnte nachgewiesen werden, dass Brot, dessen Teig über Nacht gehen konnte gegenüber Brot aus schneller hergestelltem Teig für gluten-sensitive Menschen wesentlich verträglicher war.

Viele allergisch reagierende Menschen können das jeweilige unverarbeitete Roh-Produkt nicht symptomfrei essen, jedoch eine weiterverarbeitete Form schon. So ist beispielsweise bekannt, dass Personen mit Allergien gegen Kernobst wie Äpfel diese als Apfelmus sehr wohl vertragen.

Auch Hülsenfrüchte wie Erbsen, Linsen oder Bohnen über Nacht einzuweichen, erleichtert es unserer Verdauung die darin enthaltenen Nährstoffe herauszulösen und aufzunehmen.

Über den Wert, den Bakterien durch das Fermentieren von Lebensmitteln für uns leisten, haben wir bereits gesprochen. Jede Form des Einlegens beispielsweise in sauer (wie beim Sauerkraut, oder Hering in Sauer, oder das Herstellen von Joghurt mit Hilfe von Milchsäurebakterien) ermöglicht unserem Stoffwechsel entscheidende Vitalstoffe aufzunehmen und sorgt für ein basischeres und damit besseres Milieu in unserem Körper.

Viele Ernährungstrends, wie beispielsweise Rohkost, Low-Fat oder Low-Carb sind inzwischen überholt. Diese recht einseitigen Ernährungsformen passen nicht zu jedem Menschen. Sie bringen theoretisch einige Vorteile, jedoch auch verschiedene Nachteile mit sich.

Die Entdeckung des Feuers, und das dadurch möglich gewordene Erweichen und Kochen von Nahrung war ein entscheidender Wendepunkt in der Entwicklung der Menschheitsgeschichte. Das Grundprinzip, das Verdauung leichter wird, wenn Nahrung zubereitet, zerkleinert, gewürzt, eingelegt oder gekocht wird, ist seit Jahrtausenden bekannt und vielfach verbessert worden. Es sollte in der Kinderwunsch-Ernährung nicht übergangen werden, indem man sich auf einzelne Inhaltsstoffe konzentriert und diese ohne ihre natürliche Umgebung im Lebensmittel oder Herstellung zuführt. Vieles funktioniert in seiner natürlichen Umgebung besser und kann nicht in seiner Wirkung nachgeahmt oder ersetzt werden.

Auch das Beimengen bestimmter Kräuter und Gewürze hilft dem gesamten Verdauungsvorgang und Nährstoffe aufzuschlüsseln und aufzunehmen. Dabei haben die Gewürze und Kräuter selbst auch viele Vitalstoffe. Sie helfen aber gleichzeitig den anderen Lebensmitteln, ihre Vitalstoffe freizugeben und unterstützen das Mikrobiom.

Die neuen Trends der Ernährung wie slow-cooking oder der Trend zum Fermentieren von Lebensmitteln, Einkochen und Einlegen, zum Balkongarten oder zur Bio-Einkaufsgemeinschaft zeigen mir, dass das Bewusstsein dafür wächst. Viele Dinge kannst du sofort umsetzen. Du kannst dir einen kleinen Kräutergarten auf deiner Fensterbank anlegen und dir so selber gute und frische (Bio-) Kräuter zur Verfügung stellen.

Dir ist an dieser Stelle bestimmt schon bewusst, dass du industriell verarbeitete Produkte und Fertiggerichte neu bewerten solltest. Es sollten möglichst keine Zucker, künstlichen Aromastoffe, Farbstoffe, Geschmacksstoffe, Stabilisatoren, Emulgatoren, Hefen oder Konservierungsstoffe wie Zitronensäure enthalten sein. Eine möglichst kurze Liste an Nahrungsbestandteilen auf der Packungsbeschreibung ist für dich ein gutes Zeichen und macht die die Bewertung einfacher.

Versuche auch möglichst naturbelassene Produkte zu kaufen. Dies betrifft beispielsweise auch Dinge wie Zucker oder Salz. Grundsätzlich solltest du möglichst wenig reinen, raffiniernierten weißen Zucker zu dir nehmen (siehe auch Typische Genussmittel). Greife bei Zucker bitte zu nicht-raffinierten und nicht-gereinigten Produkten, denn darin sind noch die begleitenden Spurenelemente, Mineralien und vielleicht sogar Vitamine vorhanden. Auf diese Weise hast du nicht nur "leere" Kalorien, sondern auch ein paar Vitalstoffe mit dabei. Dasselbe gilt für das Salz, so haben Flor de Sal, Meersalz oder Himalayasalz mehr als nur den reinen Salzgeschmack zu bieten.

Auch bei der Herstellung von Ölen solltest du auf die Worte "unraffiniert" und "kaltgepresst" achten. Achte bei Ölen darauf, das sie nicht ranzig werden und beim Braten nicht qualmen.

Clean Eating

Der Trend Clean Eating bezeichnet einen Lebensstil, der auf unnötige Belastungen aus der Ernährung verzichten möchte.

Diese Denkweise ist nicht neu und dennoch noch längst nicht bekannt genug. Dieser Trend fasst viele Prinzipien zusammen, die ausgezeichnet zur gesunden und bewussten Ernährung bei Kinderwunsch passen.

Clean Eating würde in diesem Fall etwa "sauber Essen" bedeuten, aber bitte nicht sauber im Sinne von steril! Es bezieht sich auf schadstofffreie Lebensmittel in deiner Ernährung, und darauf, wie du deine Ernährung zusammen- und herstellst.

Zu den Prinzipien von Clean Eating gehören:

- Regionale Lebensmittel
- Saisonale Lebensmittel
- Bio-Qualität wenn möglich
- Mahlzeiten aus wenigen Zutaten
- Nüsse, Samen oder Dörrobst als Zwischenmahlzeit
- Gute Fette oder Öle verwenden
- Kohlenhydrate (Zucker) mit Proteinen (Eiweißen) kombinieren
- Mit passenden Gewürzen anreichern
- Klassische Zubereitungsart
- Regelmäßig und in Ruhe essen.

Verzichtet wird möglichst auf:

- Mischprodukte und Fertigprodukte
- Alle künstlichen Zusatzstoffe
- Raffiniertes Salz oder raffinierten Zucker

- Alkohol
- Kuhmilch
- Süße, koffeinhaltige oder aromatisierte Getränke
- Weizen und Zucker.

Auf den folgenden Seiten werden dir bei den typischen Genussmitteln noch einmal die Hintergründe zu bestimmten der eben genannten Stichpunkte genauer erklärt.

Typische Genussmittel

Koffeinhaltige Getränke wie Kaffee und grüner oder schwarzer Tee sollten in Maßen und ganz bewusst getrunken werden. In vielen Untersuchungen wurde nachgewiesen, dass Kaffee die Fruchtbarkeit beeinträchtigen kann. Daher werden in der Kinderwunschzeit beispielsweise von der Weltgesundheitsorganisation (WHO) weniger als 300 mg Koffein pro Tag empfohlen. Das entspricht maximal zwei Tassen (nicht Becher!) Kaffee pro Tag.

In der Schwangerschaft sinkt diese Grenze sogar auf 200 mg Koffein/Tag. Der Konsum von mehr als 300 mg/Tag wird in medizinischen Studien mit einer erhöhten Abortrate in Verbindung gebracht.

Koffein befindet sich allerdings nicht nur in Kaffee. Auch in schwarzem Tee, grünem Tee, in einigen Softgetränken und in Schokolade und Kakao ist Koffein enthalten.

Kaffee und Tee enthalten zudem Tannin, welches zusätzlich die Aufnahme einiger Mineralstoffe blockiert. Daher sollte auch Tee nur in Maßen konsumiert werden.

Entkoffeinierte Produkte können leider nicht als Ersatz empfohlen werden, da noch unklar ist, welche Substanzen durch den Prozess der Entkoffeinierung freigesetzt werden.

Tipp: Um sich von der Gewohnheit Kaffee oder Tee zu trinken einfacher zu lösen, kann man zunächst

- Den Kaffee verdünnen
- Eine kleinere Tasse wählen (das klappt!) und
- Kaffee beispielsweise nur noch bis zum Mittag trinken
- Kaffee-Ersatzprodukte (siehe unten) mischen
- Im Wechsel mit Kaffeeersatz-Produkten trinken

Als Kaffee-Ersatz kann man folgende Sorten probieren:

- Getreidekaffee aus Gerste und Roggen
- Malzkaffee
- Lupinenkaffee (Geheimtipp)
- Zichorienwurzel

Auch an dieser Stelle sei gesagt: Auch auf **Kuhmilch** sollte bei Kinderwunsch möglichst verzichtet werden (siehe Ernährungsfehler vermeiden).

Das bedeutet, dass der Kaffee besser schwarz getrunken wird oder die Milchmenge verkleinert werden sollte (verdünnen), Sahne genutzt oder auf eine Ersatzmilch umgestiegen werden sollte:

- Hafer- oder Mandelmilch schmecken im Kaffee gut.

Früchtetees oder Kräutertees können gern getrunken werden. Am besten wechselt man verschiedene Tee-Sorten ab, um auch von dieser Seite keinen einseitigen Einflüssen ausgeliefert zu sein. Selbstverständlich solltest du auch hier auf gute Qualität achten, um möglichst wenig Schadstoffe aus dem aufgebrühten Tee zu erhalten.

Auch sogenannte **Softgetränke** wie Cola, Fanta oder andere stark zucker-, koffein- oder aromastoffhaltige Getränke sollten aus den Ernährungsgewohnheiten gestrichen werden. Diese "Cocktails" sind je nach Inhaltsstoffen für dein Kinderwunsch unberechenbar und bringen in keinem Fall etwas Gesundes in unseren Körper.

Stattdessen kann man erfrischende oder schmackhafte Getränke aus reinen Fruchtsäften einfach selbst herstellen, indem man den reinen Saft mit Wasser verdünnt. Auch geschmackvolles Wasser mit einer Zitronenscheibe und etwas Minze schmeckt sehr gut. Hier gibt es eine Fülle von gesunden Alternativen, wenn man danach sucht.

Alkoholhaltige Getränke sind so gut wie verboten. Sie schädigen das Erbgut (die Gene in den Eizellen und Spermien) von Mann und Frau und wirken sich negativ auf die Beweglichkeit der Spermien aus. Alkohol ist ein Nervengift, das unser Mikrobiom und die Leber belastet. Regelmäßiger Alkoholkonsum wie beispielsweise ein Bier an jedem Abend wirken sich noch schädlicher auf die Keimzellen aus, als gelegentlich am Wochenende ein Bier zu trinken. Je mehr Alkohol zugeführt wird, desto größer sind die negativen Auswirkungen.

Im nächsten Kapitel über Bau- und Nährstoffe bei Kinderwunsch wird auch näher auf den Nahrungsbestandteil Kohlenhydrate eingegangen. Ein anderes Wort dafür ist Zucker. Bei Zucker unterscheidet man in "gute", langkettige Kohlenhydrate und die sogenannten Einfachzucker. Zu den Einfachzuckern gehört der Fruchtzucker aber auch unser bekannter raffinierter weißer Zucker. Dieser bearbeitete weiße Zucker enthält nichts außer Kalorien. Man nennt solche Lebensmittel auch "leere Kalorien. Damit meint man, dass keinerlei Vitalstoffe in ihm enthalten sind.

In vielen anderen unraffinierten und natürlichen Zuckern finden sich neben den Kalorien noch Mineralien und Spurenelemente parallel zu dem süßen Geschmack. Daher ist dringend davon abzuraten, raffinierten weißen Zucker zu kaufen. Besser steigt man zumindest auf vitalstoffreichere Zucker, wie Fruchtzucker um. Hier sind einige Varianten aufgelistet:

- Apfeldicksaft
- Agavendicksaft
- Ahornsirup
- Birkenzucker
- Dattelsirup
- Kokosblütenzucker
- Honig
- Rübensirup
- Stevia.

Informationen zum Rauchen:

Tabak rauchen schädigt das Erbgut (die DNA) bei ♀ und ♂.

Raucherinnen und Raucher sind erwiesen weniger fruchtbar. Hinzu kommt bei Frauen ein erhöhtes Risiko für Fehlgeburten. Das mag daran liegen, dass Rauchen die Höhe der Fragmentationen (Schäden) in der DNA erhöht. Zusätzlich kann Rauchen sowohl während der Schangerschaft als auch danach zu gesundheitlichen Problemen beim Kind führen. Söhne von Raucherinnen haben zum Beispiel auch selbst eine eingeschränkte Fruchtbarkeit.

Die gute Nachricht: Jeder Tag ohne Rauchen, wirkt sich positiv auf die Fruchtbarkeit aus ❤

Ernährungsfehler vermeiden

Viele **Fertiggerichte oder Tütenprodukte** werden mit verschiedenen künstlichen Farb- und Aromastoffen, Geschmacksverstärkern und Konservierungsmitteln versetzt und damit künstlich geschmacksreich und haltbar gemacht. Solche Produkte sind für die Verbesserung der Fruchtbarkeit nicht geeignet. Den Einfluss dieser Verarbeitungen und der Zusätze zur Nahrung auf die Fruchtbarkeit ist noch unklar, aber allein einige der typischen Inhaltsstoffe (schlechte (Trans-)Fette, künstliche Aromen, ein hoher Kohlenhydratanteil und Glutamate) müssen im Körper "entgiftet" werden und schaden dem hormonellen Gleichgewicht. Hinzu kommt, dass durch die Verpackungen mit einem in der Regel sehr hohen Plastikanteil, in Aluminiumboxen oder -dosen toxische und hormon-modulierende Substanzen in die Packungsinhalte (dein Essen!) gelangen können, die die Fruchtbarkeit schädigen. Daher sollte die eigene Ernährung so weit wie möglich aus frischen und selbst-verarbeiteten Einzel-Produkten aus regionalem und biologischem Anbau bestehen.

Auch **Weizen und Soja** sind keine günstigen Nahrungsbestandteile für Paare mit Kinderwunsch. Beide Grundprodukte wurden im Laufe der Weiterentwicklung der Landwirtschaft vielfach verändert, zur Ernährung der Weltbevölkerung ertrag- und kalorienreiche Sorten gezüchtet und vielfach genmanipuliert. In Soja finden sich zudem viele pflanzliche Östrogene, die den Hormonhaushalt von Frau und Mann beeinflussen können. Daher sollten Weißmehlprodukte aus Weizen wie beispielsweise Kuchen oder Toast oder Sojaprodukte wie die Sojamilch, - joghurt oder der Tofu nur selten oder gar nicht verzehrt werden.

Leider steht auch die Kuhmilch auf der Negativ-Liste bei unerfülltem Kinderwunsch, denn auch in der **Kuhmilch** finden sich durch das Melken der trächtigen Kühe viele Östrogene, die sich störend auf den Hormonhaushalt von uns Menschen auswirken können. Eine Untersuchung unter jugendlichen Männern hat eindeutig den negativen Einfluss durch den Verzehr von Kuhmilch auf die Qualität der Spermien nachgewiesen.

Insgesamt sind Kuhmilchprodukte besser verträglich und bei Kinderwunsch teilweise förderlich, wenn sie bereits von Bakterien fermentiert wurden und beispielsweise als Sahne, Butter, Joghurt oder Kefir verzehrt werden. Diese Produkte sind zudem reich an Bakterien, die unserem Mikrobiom zugute kommen.

Als Ersatzprodukte für Kuhmilch kommen

- Schaf- und Ziegenmilch (und ihre Produkte) sowie Getreide-Milch wie Hafermilch oder Nussmilch in Frage.

Heutzutage ist Kuhmilch auch aus anderen Gründen für unseren Körper oft schwierig zu verarbeiten, denn die Kuhmilch aus den großen Molkereien ist oft eine Mischung der Milch von vielen tausend Kühen. Das konfrontiert unsere Verdauung und unser Immunsystem mit vielen verschiedenen tierischen Eiweißen, denn jede Kuh stellt ihre eigene Milch her.

Insgesamt stellen **Mischprodukte** mit vielen unterschiedlichen Substanzen, die gegebenenfalls verschieden schnell verstoffwechselt werden können, eine größere Aufgabe für unser Mikrobiom und unser Immunsystem dar. Wenn Mahlzeiten nicht ausgewogen sind und die Bestandteile nicht zueinander passen, nehmen damit auch in der Verdauung die Belastungen und der Stress zu. Daher stammt auch der Trend zum sogenannten Clean Eating: Weniger ist besser.

Übergewicht und Untergewicht

Studien zeigen, dass sich starkes Übergewicht und auch Untergewicht ungünstig auf die Fruchtbarkeit auswirken können.

Mit einem Body-Mass-Index (BMI) über 30 hat Frau auch ein erhöhtes Abortrisiko.

Auch die Fruchtbarkeit von Männern wird durch Übergewicht eingeschränkt. Einerseits führt die erhöhte Wärme am Hodensack zu Störungen in der Beweglichkeit der Spermien, andererseits kann es durch vermehrtes Fettgewebe zu hormonellen Einflüssen kommen, die die Fruchtbarkeit vermindern.

Gewicht wird heute im Verhältnis zur Körpergröße bewertet und in verschiedene Gruppen eingeteilt. Der so genannte BMI (Body-Mass-Index) wird mit einer Formel berechnet:

Körpergewicht [kg] / Körpergröße^2 [m] = BMI-Wert

Ein Beispiel: Der BMI bei 70 kg und 1,70 m Größe berechnet sich wie folgt:

$$70 \text{ kg} : (1{,}7 * 1{,}7) = 24{,}22$$

Das Alter und Geschlecht spielen bei der Interpretation des BMI eine wichtige Rolle. Männer haben durch den höheren Muskelanteil an der Gesamtkörpermasse andere Referenzwerte als Frauen. So liegt das Normalgewicht bei Männern laut der Deutschen Gesellschaft für Ernährung (DGE) zwischen 20 bis 25 kg/m2, während es sich bei Frauen zwischen 19 bis 24 kg/m2 befindet.

Im Internet kann man sich mit Hilfe von BMI-Rechnern seinen BMI-Wert genau ausrechnen lassen.

♀♂ BMI-Mittelwerte (kg/m^2)

starkes Untergewicht	< 16,00
mäßiges Untergewicht	16,0 – < 17
leichtes Untergewicht	17,0 – < 18,5
Normalgewicht	**18,5 – < 25**
Prä-Adipositas	25,0 – < 30
Adipositas Grad I	30,0 – < 35
Adipositas Grad II	35,0 – < 40
Adipositas Grad III	≥ 40,0

Für den Kinderwunsch sollte der BMI bei Frauen optimalerweise im Bereich zwischen 19 und 24 kg/m^2 liegen.

Jede Gewichtsveränderung in die Richtung diese Bereichs verbessert bereits die Fruchtbarkeit. Der Einfluss von Übergewicht auf die Fruchtbarkeit ist inzwischen wissenschaftlich bestätigt worden.

Neben dem „angefutterten" Übergewicht liegt in 5-7 % der Fälle eine Störung vor, die Übergewicht begünstigen kann. Diese Frauen haben das sogenannte Syndrom **p**oly**c**ystischer **O**varien (PCO), bei dem eine sogenannte Insulinresistenz vorliegen kann, die die Umwandlung von Blutzucker in Fett begünstigt - siehe dazu auch das Kapitel: PCO-Syndrom.

Eine Vielzahl an Studien belegt, dass auch die Unfruchtbarkeit bei Männern mit Übergewicht in Verbindung steht. So konnte eine amerikanische Studie zeigen, dass eine Gewichtszunahme von 10 kg eine Reduktion der Fruchtbarkeit bei Männern von ca. 10% bedeutet.

Der Einfluss von Untergewicht auf die Fruchtbarkeit sowohl der Frau als auch des Mannes ist ebenfalls bestätigt. Untersuchungen haben gezeigt, dass auch Untergewicht einen erheblichen Einfluss auf die Fruchtbarkeit haben kann.

Untergewicht, extremer Gewichtsverlust oder Krankheiten wie beispielsweise Magersucht (Anorexia nervosa) führen zu einer verminderten Produktion des Hormons GnRH (Gonadotropin Releasing Hormon) im Gehirn, das normalerweise die Freisetzung von luteinisierendem Hormon (LH) und von follikelstimulierendem Hormon (FSH) auslöst. Ist die Produktion dieser Hormone gestört, kommt es zu Störungen in der Eizellreifung und daraus folgend oft im gesamten Zyklusverlauf. Bei Männern kann Untergewicht zu einer reduzierten Spermienzahl oder zu einer Funktionseinschränkung der Spermien führen.

Studien haben gezeigt, dass bei Untergewicht schon 4-5 kg Körpergewichtszunahme eine deutliche Erhöhung der Schwangerschaftsrate bewirkt.

Praktische Tipps für den Alltag

Um möglichst einfach und nachhaltig Veränderungen in deine Ernährung zu bringen, möchte ich dir gerne ein paar Tipps geben.

Verschiedene Tipps beispielsweise zum Umgang mit Genussmitteln wie Kaffee, Milch oder Zucker hast du bereits an anderer Stelle gefunden. Jetzt geht es darum, wie du dir die Vorbereitungen für dein bewusstes und neues Ess- und Kochverhalten erleichterst, damit du auch im Alltag jederzeit einfach und optimal essen kannst.

- Nahrungsmittel von guter Qualität lassen sich häufig gut lagern und sind länger haltbar. Kaufe daher gegebenenfalls bestimmte Lebensmittel in größerer Menge ein.
- Koche oder produziere gleich größere Mengen von deinen Lieblingsgerichten und friere dir Portionen für später ein.
- Viele Gerichte schmecken auch kalt sehr gut. So kannst du auch zweimal am Tag oder am nächsten Tag vom selben Rezept essen.

- Viele Suppen sind über Tage gekühlt haltbar. Erstelle auch hier größere Mengen, oder extrahiere aus den Suppen die Brühe, und friere diese für eine spätere Verwendung ein.
- Kaufe dir nach und nach einzelne für dich neue Lebensmittel wie beispielsweise Hafermilch ein, und stelle sie neben die bekannte Kuhmilch im Kühlschrank. So kannst du an guten Tagen mit der Hafermilch beginnen, oder sie auch mit der Kuhmilch vermischen.
- Verkleinere die Mengen von den Nahrungsmitteln, die nicht günstig für dich sind, wie beispielsweise große Mengen an Joghurt, Kuhmilch oder Kaffee, Chips, Süßigkeiten. Und nutze besonders für solche Nahrungsmittel auch kleinere Tassen und kleinere Teller, denn für dein Gehirn erscheint dieses Geschirr als "voll". So kannst du einen Kompromiss mit deinem inneren Widerstand finden.
- Beginne zu experimentieren und gehe mit der Positiv-Einkaufsliste einkaufen. Du findest diese Einkaufsliste am Ende des Buches und kannst sie dir auch herunterladen und ausdrucken.

Und nicht zuletzt: sei freundlich zu dir selbst und lobe dich für deine ersten Veränderungen und für jeden weiteren Schritt, den du tust, um deinem kleinen Wunder ❤ bald zu begegnen.

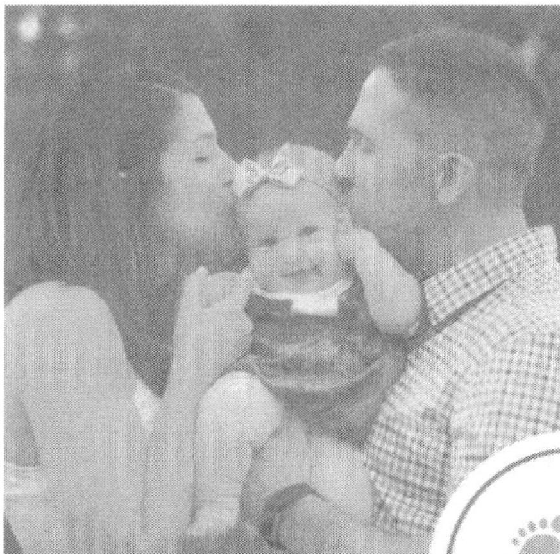

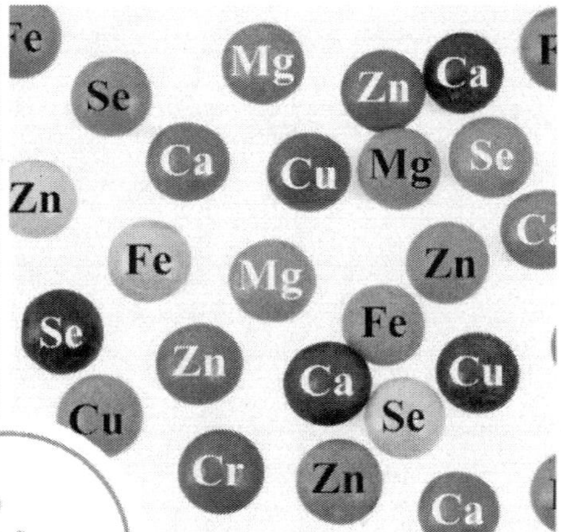

WICHTIGE

BAU-& NÄHRSTOFFE BEI KINDERWUNSCH

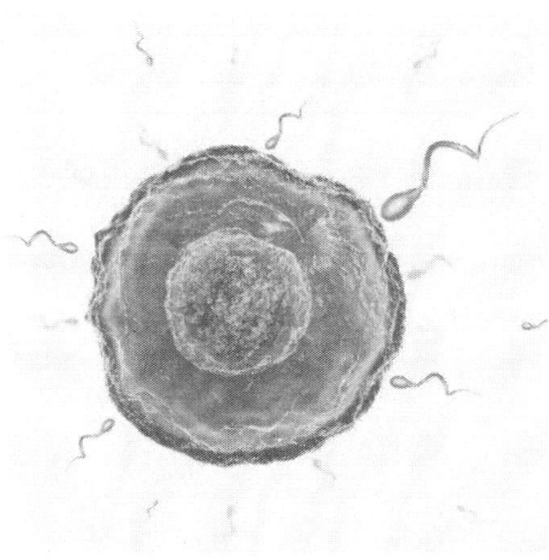

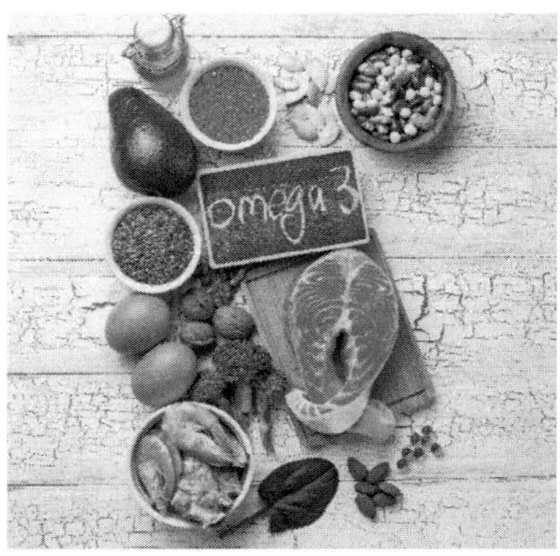

Wichtige Bau - und Nährstoffe bei Kinderwunsch

Grundbausteine

Die Grundbausteine der Ernährung sind die Nährstoffe Proteine (Eiweiße), Fette, Kohlenhydrate (Zucker) und sogenannte Ballaststoffe. Es sind sogenannte Makronährstoffe.

Diese Bausteine beinhalten auch die wertvollen Vitalstoffe: Vitamine, Mineralien und Spurenelemente, die unser Leben und unsere Gesundheit ermöglichen. Diese werden auch als Mikronährstoffe bezeichnet.

In der Verdauung werden die Nährstoffe zuerst zerkleinert und aufgeschlüsselt, um anschließend mit Hilfe von Botenstoffen und Transportern in die Körperzellen zu gelangen, in denen sie weiterverarbeitet werden oder wirken sollen.

Für die Gesundheit und Fruchtbarkeit ist die Qualität der Grundbausteine genauso entscheidend wie der Anteil an Vitalstoffen, wie Vitaminen oder Mineralien in der Nahrung.

Denn allererst geht es in der heutigen Zeit darum das Mikrobiom, die Gesamtheit aller hilfreichen Darmbakterien, so zu füttern, dass es uns gut aufgeschlüsselte Nährstoffe und wenig Gifte liefern kann.

Hier erhältst du nun eine Übersicht über die Bau- und Nährstoffe, die wichtig und günstig für dich beziehungsweise euch als Kinderwunsch-Paar sind.

Proteine

Proteine (Eiweiße) sind aus sogenannten Aminosäuren aufgebaut. Diese Aminosäuren finden wir überall in unserem eigenen Körper und im innersten unserer Zellen in der DNA, denn auch wir bestehen zu einem großen Teil aus Proteinen.

Es gibt sogenannte essentielle und nicht-essentielle Aminosäuren. Die letztgenannten können vom Körper selbst hergestellt werden.

Die Abgrenzung zwischen essentiellen und nicht-essentiellen Aminosäuren ist leider etwas ungenau, da der Mensch einige Aminosäuren in andere umwandeln kann.

Der Organismus benötigt in jedem Fall eine ausgeglichene Mischung an Aminosäuren. Denn wenn eine Aminosäure in zu geringem Anteil vorliegt, werden auch die anderen Aminosäuren nicht zum Proteinaufbau im Körper genutzt, sondern in Fette und Zucker umgebaut.

Die Proteine spielen in unserem Körper nicht nur in fast allen Geweben eine entscheidende Rolle, sondern auch im Blut und beim Erhalt der Blutzuckerspiegels oder beim Transport von Hormonen.

Für die Fruchtbarkeit sind Proteine sehr wichtig, denn sie sind für den Zellaufbau und die Zellreparatur, sowie für Teile der Hormonproduktion unerlässlich.

Unser Körper kann Proteine nicht speichern, anders als Kohlenhydrate oder Fette. Daher sollten mit jeder Mahlzeit auch qualitativ hochwertige Proteine zugeführt werden.

Verschiedene Proteine bringen eine Vielzahl unterschiedlicher Nährstoffe mit sich. Aus diesem Grunde sollte man eine breite Vielfalt an Proteinen zu sich nehmen.

Gute Proteinquellen sind beispielsweise Fisch, Fleisch, Eier, Joghurt, Hülsenfrüchte, Bohnen, Nüsse oder Samen. Diese bringen für die Unterstützung der Fruchtbarkeit sehr gute Mineralien, Vitamine und gute Fettsäuren mit sich.

Fleisch ist zwar ein guter Proteinlieferant, für die Fruchtbarkeit sollte Fleisch jedoch nur in Maßen gegessen werden. Das gilt insbesondere, wenn sogenannte stille Entzündungen, Endometriose oder Adenomyose bestehen (siehe im entsprechenden Kapitel). Gemeint sind dabei alle Sorten von „rotem Fleisch" wie Rind, Lamm und Schwein. Hühner- und Putenfleisch sowie Fisch haben dagegen "helles Fleisch". Fleisch sollte für den Verzehr immer eine sehr gute Qualität haben.

Als Alternative zum Fleisch oder Fisch eignen sich für jede Frau und jeden Mann Hülsenfrüchte wie Erbsen, Bohnen oder Linsen, Nüsse, Sonnenblumenkerne und verschiedene Samen, insbesondere Leinsamen.

Auch Milchprodukte sind gute Eiweißquellen. Jedoch sollte man darauf achten, bereits fermentierte Produkte wie Sahne, Joghurt, Kefir, Käse oder Hüttenkäse auszuwählen und auf die flüssige Kuhmilch möglichst zu verzichten.

Auch Eier sind hervorragende Proteinlieferanten. Bis zu zehn Eier pro Woche gelten als günstig bei Kinderwunsch! Achte auch bei Eiern auf sehr gute Bio-Qualität.

Negativ-Liste für Proteine

Vermindere die Aufnahme von Eiweiß aus folgenden Produkten:

- Fertiggerichte
- Pasteten
- Würstchen
- Rotes Fleisch
- Wurstaufschnitt

Positiv-Liste für Proteine

Nimm folgende Eiweiße gern zu dir:

- Fisch und Meeresfrüchte
- Eier
- Joghurt, Käse, Sahne, Kefir, Hüttenkäse
- Nüsse und Samen
- Getreide
- Obst und Gemüse: Artischocke, Erbsen, Grünkohl, Kartoffeln, Linsen, Spinat , Bohnen, Mais

Fette

Die Bedeutung der Fette in unserer Ernährung wurde lange nur aus der Sicht ihres relativen hohen Kaloriengehalts bewertet. Fett bekam dadurch bei vielen Menschen ganz zu Unrecht eine negative Bewertung. Viele vermeiden deshalb Fette in ihrer Ernährung. Eine verminderte Aufnahme von guten Fetten kann jedoch eine Ursache dafür sein, dass es bisher mit dem kleinen Wunder noch nicht geklappt hat.

Fette werden unterteilt in

- Gesättigte Fettsäuren
  - zum Beispiel Arachinsäure, Palmitinsäure, die vor allem in tierischen Fetten vorkommen
- einfach ungesättigte Fettsäuren
  - zum Beispiel Ölsäure, wie sie in Pflanzenölen wie Oliven-, Erdnuss- oder Rapsöl vorkommt
- Mehrfach ungesättigte Fettsäuren
  - als Omega-3-Fettsäure wie Alpha-Linolensäure und

- als Omega-6-Fettsäure wie Linolsäure und Arachidonsäure, die hauptsächlich in pflanzlichen Ölen wie Maiskeim- oder Sojaöl sowie in Fischen vorkommen.

Unser Körper ist in der Lage, die für den Stoffwechsel oder die Hormonproduktion notwendigen Fette (mit Ausnahme der Linol- und Linolensäure) selbst zu bilden. Des Weiteren bildet unser Körper sogenanntes Speicherfett, wenn wir überschüssige Kalorien zu uns nehmen.

Man unterscheidet Fette auch in

- Essentielle Fette (Fettsäuren): Fette, die unser Körper nicht selbst herstellen kann und
- Nicht-essentielle Fette (Fettsäuren): Fette, die der Körper selbst herstellen kann.

Das bedeutet gleichzeitig, dass essentielle Fette für einen gesunden Stoffwechsel mit der Nahrung aufgenommen werden müssen und sehr wichtig sind.

Die wichtigsten Vertreter essentieller Fettsäuren sind wie eben beschrieben die Linolsäure (Omega-6-Fettsäure) und die Alpha-Linolensäure (Omega-3-Fettsäure).

Essentielle Fettsäuren sind zum Beispiel am Aufbau der Zellwände (Membran) beteiligt und halten diese geschmeidig, auch die der Eizellen und Spermien.

Sie steuern mit den aus ihnen entstehenden Produkten, wie beispielsweise den Prostaglandinen (Mediatoren für die Wirkung von Hormonen), viele lebenswichtige Prozesse und sind Botenstoffe im gesamten Organismus.

Entscheidend für einen gesunden Stoffwechsel ist neben der ausreichenden Aufnahme auch das Verhältnis von Omega-3- zu Omega-6-Fettsäuren. Das Verhältnis sollte 5:1 zugunsten von Omega-3-Fettsäuren betragen. Dies erreicht man natürlich durch einen ausreichenden Fischverzehr und den Einsatz pflanzlicher Öle wie beispielsweise Leinöl.

Bei unerfülltem Kinderwunsch sind sowohl gesättigte als auch einfach und mehrfach ungesättigte Fettsäuren wichtig.

Der Grund dafür ist das sehr schnelle Zellwachstum des Embryos, beziehungsweise Babys und der Plazenta (Mutterkuchen) im Falle einer eintretenden Schwangerschaft. Es muss zusätzlich sehr viel Blut gebildet werden, wofür überdurchschnittlich viele essentielle Fettsäuren benötigt werden.

Gesättigte Fettsäuren sind ebenfalls unerlässlich, da sie für die Entwicklung der Augen, des Gehirns und des Nervensystems bei einem heranwachsenden Baby im Mutterleib von Bedeutung sind.

Da es über drei Monate dauern kann, seine Reserven für gesättigte und ungesättigte Fettsäuren zu füllen, sollte man sofort beginnen und täglich gute Fette zu sich zu nehmen.

Gesättigte Fettsäuren finden sich beispielsweise in Nüssen, Samen, öligem Fisch (Makrele, Hering, Thunfisch, Lachs) und in Fleisch.

Da die Meeresfische heutzutage leider häufig mit toxischen Metallen wie Quecksilber und Arsen belastet sind, werden folgende Fische als am wenigsten belastet eingestuft und für den Verzehr bei Kinderwunsch empfohlen: Hering, Lachs, Forelle und Sardinen.

Es werden etwa 350 g/Fisch pro Woche bei Kinderwunsch empfohlen.

Negativ-Liste für Fette

Vermindere die Aufnahme von Fetten aus folgenden Produkten:

- Frittierte Nahrung (Pommes Frites, Nuggets, Chips)
- Tiefgefrorenes Essen (z.B. Pizza) und Fertiggerichte
- Schokolade

- Kekse
- Rotes Fleisch, Lamm, Schweinefleisch
- Pasteten

Positiv-Liste für Fette

Nimm folgende Fette gern zu dir:

- Extra virgin Olivenöl (kaltgepresst)
- Leinöl, Sonnenblumenöl, Raps- und Sesamöl, Nussöle
- Butter – aus biologischer Erzeugung
- Fisch (besonders Hering, Lachs, Forelle, Sardinen)
- Nüsse (Walnüsse) und Samen, insbesondere Leinsamen
- Joghurt und Käse

Kohlenhydrate

Kohlenhydrate sind energiereiche Bestandteile der Nahrung, es sind die sogenannten Zucker.

Es gibt diese Zucker in zwei Formen: Einfach und komplex.

Einfache Kohlenhydrate sind beispielsweise der bekannte raffinierte weiße Zucker und Fruchtzucker aus Früchten oder aus Fruchtsäften. Die Aufnahme von einfachem weißen Zucker ist aus verschiedenen Gründen für den Menschen, und insbesondere bei Kinderwunsch, ungünstig.

Komplexe Kohlenhydrate findet man in Gemüse oder Vollkornprodukten, wie beispielsweise Vollkornweizen oder -reis, Kartoffeln und Hülsenfrüchten, wie Erbsen, Linsen oder Bohnen.

Komplexe Kohlenhydrate sind für die Verbesserung der Darmflora und und für eine gute Nährstoffversorgung bei Kinderwunsch sehr zu empfehlen.

Vollkornprodukte sind angefüllt mit fruchtbarkeitsfördernden Inhaltsstoffen wie Zink, Selen und B-Vitaminen, womit sie einen wichtigen Anteil zum hormonellen Gleichgewicht beitragen.

Isst man im Gegenzug Weißmehlprodukte aus Weizen wie Toast oder Kuchen muss der Körper seine eigenen Mineralstoff- und Vitaminreserven nutzen, da das weiße Mehl bei seiner Herstellung von diesen Vitalstoffen aus der Schale (Vollkorn) bereinigt wurde. Wir verschlechtern also durch die Aufnahme von einfachen Zuckern aktiv den eigenen Vitamin- und Mineralstoffhaushalt, anstatt ihn zu verbessern.

Süße Weißmehlprodukte oder Süßigkeiten erhöhen zudem den Blutzuckerspiegel unnatürlich schnell und stoßen damit ein hormonelles Ungleichgewicht an.

Daher ist es aus mehreren Gründen wichtig, die "einfachen" Zucker in der Nahrung möglichst zu vermeiden.

Früchte bilden dabei jedoch die Ausnahme, obwohl sie einfache Zucker (Fruchtzucker) enthalten, denn sie sind angefüllt mit Vitaminen und Mineralstoffen. Daher sollten Früchte Teil der Ernährung für Kinderwunschpaare sein. Am besten isst man Früchte in Verbindung mit Proteinen (Eiweißen), wie sie beispielsweise Nüsse, Körner und Samen enthalten oder mit Joghurt oder Hüttenkäse, da diese den Effekt des schnellen Anstieges des Blutzuckerspiegels durch den Fruchtzucker abmildern und verlangsamen.

Tipp: Achte darauf, die Fruchtsäfte gleichzeitig mit Wasser zu verdünnen, um nicht zuviel einfachen Zucker auf einmal aufzunehmen. Vitamine und Mineralstoffe bekommst du auch aus anderen Lebensmitteln in großen Mengen.

Negativ-Liste für Kohlenhydrate

Vermindere die Aufnahme von Zuckern aus folgenden Produkten:

- Raffinierter weißer Zucker und Zucker allgemein
- Weißmehl (insbesondere Weizenmehl)
- Nudeln (aus Hartweizen)
- Zuckerreiche Kekse
- Süßigkeiten
- Pudding
- Zuckerreiche Softgetränke wie Cola, Fanta, Eistee
- Unverdünnter Fruchtsaft

Positiv-Liste für Kohlenhydrate

Nimm folgende Kohlenhydrate gern zu dir:

- Vollkornprodukte (Vollkornreis, -nudeln)
- Hafer, Gerste, Roggen, Hirse, Dinkel, Mais
- Rohes Gemüse und grüne Salate
- Gegartes Gemüse
- Frisches Obst und Früchte
- Hülsenfrüchte wie Bohnen, Erbsen oder Linsen

Ballaststoffe

Vollkornprodukte, Früchte und Gemüse sind reich an Ballaststoffen. Ballaststoffe sind für eine gesunde Darmflora sehr wichtig, denn sie unterstützen und nähren dein Mikrobiom.

Ballaststoffe unterstützen die Fruchtbarkeit, indem sie Entgiftungsprozesse in der Verdauung bereits im Darm verbessern, dabei helfen Hormonrückstände abzubauen und uns gute Nährstoffe zuführen.

Es ist nicht notwendig, sich extra-ballaststoffreiche Nahrungsmittel zu kaufen. Eine übermäßig große Menge könnte sogar die Eisen und Zink-Aufnahme verhindern. Es genügt vollkommen, ausreichend viele komplexe Kohlenhydrate aufzunehmen, um unseren Ballaststoffbedarf zu decken.

Komplexe Kohlenhydrate finden sich in Vollkornprodukten, Getreide, Früchten, Gemüse, Hülsenfrüchte (Bohnen, Erbsen, Linsen), Nüssen oder Samen.

Tipp:

Beachte die Positiv-Einkaufsliste am Ende des Buches, dort findest du alle geeigneten Lebensmittel bei Kinderwunsch ❤

Mit den dort aufgeführten Lebensmitteln ist der gesamte Nährstoffbedarf für euch als Paar oder dich als Frau gedeckt. Lade sie dir herunter und drucke sie aus, damit du die Positiv-Liste zum Einkaufen immer dabei hast.

Vitamine, Spurenelemente und Mineralien

Für einen gesunden Stoffwechsel und die Fruchtbarkeit von Mann und Frau sind grundsätzlich die gleichen Vitamine und Mineralien wichtig.

Hier folgt nun eine Übersicht wichtiger Vitamine, Spurenelemente, Mineralien, Fett- und Aminosäuren, die (auch) bei Kinderwunsch eine wichtige Rolle spielen.

Vitamine

Fast alle Vitamine sind an der Fruchtbarkeit von Frau und Mann, der Empfängnis und dem Wachstum des Babys beteiligt.

Ein Hinweis vorweg: Die Vitamine A, D, E und (K) sind fettlöslich und können nur in einer Lösung mit etwas Fett von uns aufgenommen werden. Daher sollten zum Beispiel in einen Möhren-Rohkost-Salat oder einen Rohkost-Smoothie immer ein paar Tropfen Öl beigemengt werden.

Die wichtigsten Vitamine bei Kinderwunsch werden im Folgenden aufgeführt:

Vitamin A (Retinol) oder **Beta-Carotin** (o. a. Vitamin-A-Vorstufen)

- empfohlene tägliche Aufnahme (Retinolaktivitätsäquivalent (RAE)*) ♀: 0,8 mg ♂: 1,0 mg

Weitere Hinweise: Vitamin A und seine Vorstufen sind fettlöslich; Vitamin A kann bei einer Überdosierung den Embryo schädigen: 3 mg/Tag (RAE)sollten keinesfalls überschritten werden.

*RAE: 1 µg Retinolaktivitätsäquivalent = 1 µg Retinol = 12 µg Beta-Carotin = 24 µg andere Provitamin-A-Carotinoide [1 mg = 1000 µg]

Funktion bei Kinderwunsch: Antioxidativ, Bildung von Hormonen vor allem der zweiten Zyklushälfte (Lutealphase), Aufbau verschiedener Zellen, Schleimhautaufbau, Immunsystem

Lebensmittel mit viel Vitamin A:

Apfel, Aprikose, Brokkoli, Butter, Ei, Feldsalat, Grünkohl, Kopfsalat, Kürbis, Mango, Möhren, Paprika, Spinat, Tomaten

Vitamin B1 (Thiamin)

- empfohlene tägliche Aufnahme ♀: 1,0 mg ♂: 1,2 mg

Funktion bei Kinderwunsch: Energiestoffwechsel, Nervensystem, Blutbildung

Lebensmittel mit viel Vitamin B1:

Hülsenfrüchte, Vollkornprodukte

Vitamin B2 (Riboflavin)

- empfohlene tägliche Aufnahme ♀ 1,2 mg ♂: 1,4 mg

Funktion bei Kinderwunsch: Enzym im Energiestoffwechsel der Zellen, Entgiftung unterstützend

Lebensmittel mit viel Vitamin B2:

Fisch, Fleisch, Kuhmilchprodukte, Vollkornprodukte

Vitamin B6 (Pyridoxin)

- empfohlene tägliche Aufnahme ♀: 1,2 mg ♂: 1,5 mg

Funktion bei Kinderwunsch: Entgiftung unterstützend, Botenstoff im Fettstoffwechsel, Proteine und Hormone umwandelnd, Progesteron- und Östrogenregulation, Aufbau der Gebärmutterschleimhaut, Zellteilung

Lebensmittel mit viel Vitamin B6:

Algen, Avocado, Banane, Brokkoli, Erdnuss, Feldsalat, Hafer, Hülsenfrüchte, Hühnerfleisch, Kartoffeln, Lachs, Makrele, Pilze, Rosenkohl, Sardinen, Sojabohnen, Sonnenblumenkerne, Spinat, Vollkornprodukte, Walnuss

Vitamin B9 (Folsäure)

● empfohlene tägliche Aufnahme ♀: 400 µg ♂: 400 µg

Hinweis: Folsäure sollte zur Vermeidung von Fehlbildungen in der Kinderwunschzeit ergänzt werden durch 800 µg Folsäure/Tag bzw. 400 µg Folat/Tag (Folat ist die aktivierte Form der Folsäure)

Funktion bei Kinderwunsch: Verringert das Risiko von Neuralrohrdefekten (wie beispielsweise Spina bifida, der sogenannte Offene Rücken), zentrale Rolle in der Fruchtbarkeit und DNA-Synthese bei der Zellteilung, Entgiftung unterstützend

Lebensmittel mit viel Folsäure:

Bananen, Brokkoli, Ei, Erbsen, Fenchel, Gurken, Grapefruit, Grüne Bohnen, grünes Blattgemüse wie Spinat, Kartoffeln, Kohl, Lachs, Erdbeeren, Nüsse, Orangen, Spargel, Tomaten, Vollkornprodukte, Weizenkeime

Vitamin B12 (Cobalamin)

● empfohlene tägliche Aufnahme ♀ + ♂: 3 µg

Hinweis: Die ausreichende Aufnahme von Vitamin B12 ist in der Regel kein Problem. Nur bei einer veganen oder vegetarischen Ernährung sollte man bewusster darauf achten, genug Vitamin B12 zu sich zu nehmen.

Funktion bei Kinderwunsch: Wichtig für den Zellstoffwechsel und die Zellteilung (Reproduktion), Blutbildung, Nervenstoffwechsel, beteiligt an der Testosteronbildung (männliches Geschlechtshormon)

Lebensmittel mit viel Vitamin B12:

Algen, Ei, Fermentierte Lebensmittel wie Sauerkraut, Fisch (besonders Hering, Lachs, Sardine, Seelachs), Fleisch, Leber, Milchprodukte wie Käse (Brie, Camembert, Edamer, Emmentaler)

Vitamin C (Ascorbinsäure)

● empfohlene tägliche Aufnahme ♀: 100 mg ♂: 115 mg

Funktion bei Kinderwunsch: Antioxidativ, unterstützt die Eisenaufnahme und damit die Blutbildung und Gebärmutterschleimhaut, Gelbkörperhormon, erhöht den Flüssigkeitsanteil im Zervixschleim (Gebärmutterhals) oder im Ejakulat (der Spermienflüssigkeit) und erleichtert damit die Spermienbewegung

Lebensmittel mit viel Vitamin C:

Acerolakirschen, Apfel, Beeren (besonders Blaubeeren), Blumenkohl, Brokkoli, Erdbeeren, grünes Blattgemüse wie Grünkohl, Mangold und Spinat, Hagebutte, Kartoffeln, Kiwi, Kohlrabi, Mango, Meerrettich, Kresse, Petersilie, rote Paprika, Rosenkohl, Rotkohl, Sanddorn, schwarze Johannisbeere, Zitrusfrüchte wie Orangen und Zitronen

Vitamin D (Cholecalciferol)

empfohlene tägliche Aufnahme ♀ + ♂: 4 µg

Hinweis: Vitamin D ist fettlöslich

Im Winter oder bei fehlender Umwandlung bis 20 µg /Tag.

Hinweis: Das Sonnenlicht (UVB-Strahlen) ist die beste "Vitamin-D-Quelle", denn sie wandelt unsere körpereigene Vorstufe in die aktive Form von Vitamin D um. So decken wir ganz natürlich 80% unseres Bedarfs an Vitamin D.

Funktion bei Kinderwunsch: Immunsystem, Hormonstoffwechsel, Nervenstoffwechsel, normalisiert die Rezeptoren von Östrogen und Progesteron an jeder Zelle, unterstützt die Entwicklung der Gebärmutterschleimhaut und die Einnistung, unterstützt die Spermienproduktion

Lebensmittel mit viel Vitamin D:

Butter, Ei, fettiger Fisch (Hering, Lachs, Makrele, Sardine), Innereien, Käse (Camembert, Emmentaler, Gouda), Pilze (Champignons, Pfifferlinge, Steinpilze)

Vitamin E (Tocopherol)

empfohlene tägliche Aufnahme ♀: 12 mg ♂: 14 mg

Hinweis: Vitamin E ist fettlöslich

Funktion bei Kinderwunsch: Antioxidativ, Muskelkraft und hormonelle Funktionen, Verstoffwechselung von essentiellen Fettsäuren (die das Risiko für Fehlgeburten senken), Spermienproduktion, altersabhängige ovarielle Reserve beeinflussend

Lebensmittel mit viel Vitamin E:

Apfel, Avocado, Brokkoli, Erdnüsse, grünes Blattgemüse wie Grünkohl, Mangold oder Spinat, grüner Salat, kaltgepresste unraffinierte Öle, Leinsamen, Nüsse, öliger Fisch (Hering, Lachs, Makrele, Sardine), Sesamsamen, Sojabohnen, Vollkornprodukte, Weizenkeime

Mineralstoffe und Spurenelemente

Wie bei den Vitaminen sind auch nahezu alle Mineralien und Spurenelemente wichtig und in einer bewussten Kinderwunsch-Ernährung ausreichend enthalten. Hier eine Übersicht:

Magnesium

- empfohlene tägliche Aufnahme ♀: 300 mg ♂: 350 mg

Funktion bei Kinderwunsch: Zellstoffwechsel, möglicherweise sehr wichtig in der Empfängnis und Schwangerschaft, ein Mangel führt zu Progesteronmangel

Lebensmittel mit viel Magnesium:

Avocado, Aprikosen, Bananen, grünes Blattgemüse wie Grünkohl, Mangold und Spinat, grüner Salat, Hafer, Hülsenfrüchte wie Bohnen und Erbsen, Nüsse, Sesamsamen, Sonnenblumenkerne

Kalzium

- empfohlene tägliche Aufnahme ♀ + ♂: 1000 mg

Funktion bei Kinderwunsch: Knochenstoffwechsel, Nervenstoffwechsel, Blutgerinnung, Entwicklung des Embryos, Spermienbeweglichkeit

Lebensmittel mit viel Kalzium:

Fermentierte Vollfett-Milchprodukte wie Joghurt, Buttermilch Kefir oder Quark, Grünes Blattgemüse wie Grünkohl, Mangold und Spinat, Lachs, Nüsse wie Mandeln, Orangen, Pflaumen, Sardinen, Sesamsamen, Vollkornprodukte, Wassermelone

Eisen

- empfohlene tägliche Aufnahme ♀ + ♂: 15 mg

Funktion bei Kinderwunsch: Jede Zellaktivität, Blutbildung

und Sauerstoffversorgung des Körpers und der Geschlechtsorgane sowie der Gebärmutter

Lebensmittel mit viel Eisen:

Ei, Gemüse, Hafer, Hülsenfrüchte wie Erbsen, Linsen und Bohnen, Kürbiskerne, Leinsamen, Pistazien, Quinoa, Rote Beete, rotes Fleisch, Sesamsamen, Trockenfrüchte wie Pflaumen, Äpfel Rosinen und Aprikosen, Vollkornprodukte

Selen

- empfohlene tägliche Aufnahme ♀: 60 µg ♂: 70 µg

Funktion bei Kinderwunsch: Antioxidativ, baut Gluthation zur Entgiftung mit auf, Zellteilung, Verminderung von Chromosomenbrüchen (DNA), Spermienbeweglichkeit, Schilddrüsenstoffwechsel

Lebensmittel mit viel Selen:

Blumenkohl, Brokkoli, Fisch wie Hering, Makrele, Thunfisch oder Scholle, Kartoffel, Knoblauch, Möhren, Nüsse wie Paranüsse, Pistazien oder Kokosnuss, rotes Fleisch, Vollkornprodukte

Zink

- empfohlene tägliche Aufnahme ♀: 8 mg ♂: 14 mg

Funktion bei Kinderwunsch: Antioxidativ, Produktion und Aktivierung von Geschlechtshormonen bei Männern und Frauen, Zellteilung und Wachstum des Fötus, Entwicklung der Spermien

Lebensmittel mit viel Zink:

Algen, Aprikosen, Fisch, Hafer, Hartkäse, Hülsenfrüchte wie Erbsen Linsen oder Bohnen, Innereien, Käse wie Emmentaler, Tilsiter oder Gouda, Nüsse wie Walnüsse oder Pekannüsse, Meeresfrüchte, Rote Beete, rotes Fleisch und Geflügel, Samen, Sonnenblumenkerne, Vollkornprodukte, Wassermelone, Zwiebel

Jod

- empfohlene tägliche Aufnahme ♀ + ♂: 200 µg

Funktion bei Kinderwunsch: Schilddrüsenstoffwechsel, Zellteilung

Lebensmittel mit viel Jod:

Seefische, Meeresfrüchte, Algen, Vollfett-Milchprodukte wie Joghurt, Sahne, Butter und Quark, Vollkornprodukte

Mangan

● empfohlene tägliche Aufnahme ♀ + ♂: 2 - 5 mg

Funktion bei Kinderwunsch: Aktivieren von Enzymsystemen, antioxidativ, Beteiligung an anti-entzündlichen Prozessen, damit die Eizell- und Spermienqualität schützend

Lebensmittel mit viel Mangan:

Apfel, Ananas, Bananen, Erdbeeren, grünes Blattgemüse wie Grünkohl Mangold oder Spinat, Hülsenfrüchte wie Erbsen, Bohnen oder Linsen, Kirschen, Kopfsalat, Lauch, Vollkornprodukte

Kupfer

● empfohlene tägliche Aufnahme ♀ + ♂: 1 - 2,5 mg

Funktion bei Kinderwunsch: Aktivierung von Enzymen, Energiegewinnung der Zellen

Lebensmittel mit viel Kupfer:

Aprikose, Banane, Brombeere, Champignon, Fisch und Meeresfrüchte wie Matjes, Hummer, Forelle oder Krabben, Gemüse, Grüne Salate, Innereien, Hülsenfrüchte wie Erbsen, Bohnen oder Linsen, Kakao, Nüsse, Preiselbeere, Samen, Stachelbeere, Vollkornprodukte

Natrium, Chlorid und Phosphor

Diese Mineralstoffe finden sich in fast allen Lebensmitteln und werden mit jeder Ernährung ausreichend aufgenommen.

Weitere wichtige Bestandteile in der Kinderwunsch-Ernährung

Fettsäuren

Für eine optimale Nährstoffversorgung bei Kinderwunsch spielen auch bestimmte Fettsäuren eine wichtige Rolle. Ganz besonders wichtig sind dabei die **Omega-3-Fettsäuren**.

Omega-3 Fettsäuren

- empfohlene tägliche Aufnahme ♀ + ♂: 300 mg (DHA und EPA), das entspricht ungefähr 100-200 g Fisch pro Woche.

Funktion bei Kinderwunsch: Antientzündlich, Bau von Prostaglandinen (Mediatoren für die Wirkung von Hormonen), Zellwandaufbau, Gehirn- und Nervensystem des Embryos, Hormonsystem

Lebensmittel mit viel Omega-3-Fettsäuren:

Fisch wie Lachs, Forelle, Hering, Thunfisch, Makrele, Saibling, Sprotten, Ölsardinen, Leinsamen/-öl, Chiasamen, Raps- und Distelöl und Walnuss/-öl

Aminosäuren

Aminosäuren, die Bausteine der Eiweiße sind grundsätzlich wichtig für eine gute Nährstoffversorgung bei Kinderwunsch. Einige Aminosäuren spielen für die Beweglichkeit der Spermien, also bei der Fruchtbarkeit der Männer eine größere Rolle, daher zähle ich sie bei den wichtigen Bau- und Nährstoffen noch einmal auf:

Arginin

- empfohlene tägliche Aufnahme ♂: 16 mg

Funktion bei Kinderwunsch: Durchblutungsförderung, verbessert Spermienentwicklung (Kopf des Spermiums), fördert die Menge und Qualität der Spermien

Lebensmittel mit viel Arginin:

Cashewnuss, Gelatine, Fleisch, Hülsenfrüchte wie Erbsen, Erdnüsse, Linsen und Bohnen, Kürbiskerne, Leinsamen, Mandeln, Paranuss, Pinienkerne, Sesam

Carnitin

- empfohlene tägliche Aufnahme ♂: 2-5 g

Funktion bei Kinderwunsch: Unterstützt die Fettsäure-Verarbeitung in den Zellkraftwerken (Mitochondrien), hilft der Beweglichkeit der Spermien und die Spermienkonzentation im Ejakulat zu erhöhen

Lebensmittel mit viel Carnitin:

Ei, Fermentierte Milchprodukte wie Butter, Kefir, Joghurt und Sahne, Fische wie Seelachs oder Forelle, Gemüse und Obst wie Äpfel, Brokkoli oder Kartoffeln, rotes Fleisch wie Rind-, Schaf- und Lammfleisch, weißes Fleisch wie Pute oder Hühnerfleisch

Antioxidantien

Viele Irrtümer und Mythen ranken sich um die Rolle von Oxidantien (sogenannte freie Radikale) und Antioxidantien im menschlichen Körper. Traditionell werden Oxidantien - freie Radikale - als schädlich und Antioxidantien als gesundheitsfördernd dargestellt. Doch schon seit einigen Jahren wissen wir, dass körpereigene Oxidantien aus dem Zellstoffwechsel stammen (aus den Kraftwerken der Zellen). Sie wirken als notwendige Botenstoffe und helfen mit, Funktionen und Anpassungssysteme des Organismus aufrechtzuerhalten. Wann, ob und wie freie Radikale die Gesundheit oder Fruchtbarkeit beeinflussen, ist stark abhängig von ihrer Art und Menge, und auch von ihrer genauen räumlichen Verteilung im Körper. Bei übermäßiger oder Fehl-Ernährung fallen vermehrt freie Radikale an. In der Sportmedizin wird sogar empfohlen, sich kalorienärmer zu ernähren, um das natürliche Gleichgewicht im Körper wieder herzustellen.

Die Antioxidantien wirken als sogenannte Radikalfänger im Körper und schützen unser Körperzellen vor zu großen Belastungen von Seiten der Oxidantien. Diese sogenannten freien Radikale entstehen laufend, während wir einfach nur leben. Sie bewegen sich unkontrolliert im Körper und schädigen alle unsere Zellen. Je mehr freie Radikale in unserem Körper im Umlauf sind, umso mehr Zellen werden "getroffen", beschädigt und müssen durch neue Zellen ersetzt werden. Bei erhöhtem Stress, sichtbarer oder stiller Entzündung, ganz unabhängig vom Auslöser, entstehen vermehrt freie Radikale.

Die Gruppe der Antioxidantien fangen diese freien Radikale ab und sollen unsere Zellen vor Beschädigungen schützen. Sie schützen damit auch die Unversehrtheit und damit die Qualität der Spermien und Eizellen. Gerade beim Wachstum und ihrer Entwicklung sollte die Eizelle, die die größte Zelle in unserem Körper ist, vor Beschädigung durch freie Radikale geschützt werden, denn sie bietet eine große Trefferfläche.

Die männlichen und weiblichen Keimzellen werden vereinfacht gesagt davor geschützt, dass ihre Gene getroffen werden (Fragmentation) und sie sich dadurch nicht mehr vervielfältigen können. Eine gewisse Beschädigungsrate (Fragmentationsindex) in der DNA, den Bestandteilen unserer Gene, gilt als normal. Daher gibt es immer Eizellen und Spermien, die sich nicht vervielfältigen, auch wenn sie scheinbar von guter Qualität sind.

Durch ein bewusstes, schadstoffärmeres Leben und eine gesündere Ernährungsweise senken wir die Menge an Beschädigungen an den Keimzellen und erhöhen auf diese Weise die Chancen auf eine gesunde Schwangerschaft.

Wir haben eine ganze Reihe natürlicher Antioxidantien in der Ernährung und bilden Antioxidantien auch selbst im Körper.

Als Antioxidantien wirken zum Beispiel Vitamin A (als Beta-Carotin), Vitamin C und Vitamin E, Selen (und Gluthation), Zink und Mangan. In welchen Lebensmitteln diese Vitamine und Mineralien enthalten sind, haben wir bereits bei den einzelnen Nährstoffen gesehen. Hier noch einmal eine Auswahl daraus:

- Apfel, Avocado, Banane, Blaubeeren, Brokkoli, Ei, Erdnuss, Fische wie Hering oder Thunfisch, grünes Blattgemüse wie Grünkohl Mangold und Spinat, grüner Salat, Hülsenfrüchte wie Erbsen Linsen oder Bohnen, Karotten, Knoblauch, Kürbis, Leinsamen, Paprika, Paranuss, Pilze, Sonnenblumenkerne, Tomaten, Rote Beete, unraffinierte Öle, Vollkornprodukte, Walnuss, Weizenkeime, Zitrusfrüchte, Zwiebeln.

Ein weiteres wichtiges Antioxidans ist das **Lycopin**, ein sogenannter sekundärer Pflanzenstoff. Es soll insbesondere die Spermien während ihrer Entwicklung und Reifung schützen. Man findet Lycopin besonders in Tomaten, und auch in

- Basilikum, Grapefruit, Karotten, Mango, Papaya, Spargel, **Tomaten**, Wassermelone.

Flavonoide (sie gehören zu den Poyohenoplen) und wirken antioxidativ. Sie finden sich in vielen Obst- und Gemüsesorten und führen mitunter auch zu deren Rotfärbung. Hier ein paar Beispiele:

- Äpfel, Grünkohl, Rote Trauben, Rotkohl oder Rote Beete.

Auch **Zeaxanthin** (Spinat, Paprika) oder **Allicin** (in Knoblauch) und **Lupeol** (Erdbeeren, Oliven, schwarze Trauben) wirken antioxidativ.

Mehrfach ungesättigte Fettsäuren (Mais, Oliven, Sonnenblumenkerne/-öl,Spinat, Walnüsse) sind antioxidativ.

OPC (Oligomere Proanthocyanidine) gehören ebenfalls, wie das **Resveratrol**, zu der Gruppe der Polyphenole. Sie sind als starke Antioxidantien bekannt. In größerer Menge findet man sie in

- Äpfeln, Erdnüssen, Heidel- oder Blaubeeren oder Cranberrys, Kakaopulver, Kokosnüssen, Traubenkernen und der Schale roter Trauben und Vollkornprodukten.

Das **Q10** ist ein körpereigenes Antioxidans. Es kommt in jeder Zelle vor und spielt im Energie- und Zuckerstoffwechsel eine große Rolle. Die Substanz ähnelt von ihrer Struktur der Gruppe der Vitamine und kann grundsätzlich von der Leber selber hergestellt werden.

Bei Q10 handelt es sich um ein sogenanntes "Coenzym", das auch als Ubichinon bekannt ist. Ubi bedeutet, dass man das Q10 als selbst produzierten Stoff überall im Körper finden kann. In der Nahrung findet sich Coenzym Q10 in:

- Butter, Geflügel, Olivenöl, Rindfleisch, Sardinen, Schweinefleisch, Sonnenblumenöl
- Blumenkohl, Brokkoli, Chinakohl, Kartoffel, Paprika, Spinat, Weißkohl, Zwiebel.

Es gibt also eine Vielzahl an Antioxidantien in unseren Lebensmitteln, die dir helfen, dein Gleichgewicht zwischen Oxidantien und Antioxidantien im Stoffwechsel wieder herzustellen.

Viele antioxidative Stoffe stammen aus den sogenannten sekundären Pflanzenstoffen der einzelnen Lebensmittel. Diese Stoffe sind häufig auch an der Färbung der Lebensmittel beteiligt sind. Um eine gute Auswahl an wirksamen Antioxidantien einzukaufen, kannst du Lebensmittel mit verschiedenen Farben kaufen. "Eat the rainbow" (Iss den Regenbogen) ist die moderne Bezeichnung für diesen einfachen Weg sich gesund und vielseitig zu ernähren.

Ebenso wichtig wie sich Antioxidantien mit der Ernährung zuzuführen ist es jedoch, möglichst gesund und stressfrei zu leben, um die natürliche Balance von Oxidantien und Antioxidantien zu unterstützen.

Endometriose, PCO-Syndrom und autoimmune Störungen

Endometriose, PCO-Syndrom (PCOS) und andere Ausdrücke von Funktionsstörungen, die lange und sogar oft unbemerkt in unserem Körper vor sich gehen, fallen in der ganzheitlichen Medizin mit in den Bereich der sogenannten **stillen Entzündungen**.

In diesem Bereich finden sich im Grunde auch viele Autoimmunerkrankungen wie beispielsweise die Hashimoto-Thyreoiditis, eine Autoimmunerkrankung der Schilddrüse und auch andere Funktionsstörungen, die in der Schulmedizin nicht benannt werden können, die der Mensch oder Patient aber sehr wohl hat.

Es sind oftmals keine messbaren Entzündungen im herkömmlichen Sinne, die mit den klassischen Symptomen wie etwa Fieber einhergehen und von Bakterien oder Viren verursacht werden, sondern sie wirken mehr oder weniger unbemerkt im Körper. Daher entstand der Begriff “silent inflammation”: “Stille Entzündung”.

In den meisten Fällen von stillen Entzündungen sind auch im schulmedizinischen Blutbild keine Auffälligkeiten zu finden, da der Körper sehr viel kompensiert. Es werden in Folge der Stoffwechselprozesse vermehrt freie Radikale gebildet (siehe Antioxidantien) und in der Mikronährstoffversorgung fallen vermehrt Schwächen auf, die auch auf einen höheren Nährstoffverbrauch durch (stille) Entzündungen hinweisen. Und auch bei genauerer Betrachtung der immunologischen Prozesse zeigt sich oft eine Dauer-, Über- oder Fehlstimulation des Immunssystems, die sich auch auf die Einnistung eines Embryos ungünstig auswirken kann.

Die körpereigenen Heilprozesse dieser Entzündungsorte oder -flächen in unserem Körper arbeiten beständig, sie werden jedoch durch äußere und innere Einflüsse zusätzlich belastet und überfordert, sodass sich inzwischen ein gewisser Pegel an stiller Entzündung in fast jedem Menschen befindet. Versuchst du nun schwanger zu werden, offenbart sich oft jetzt erst dieser Hintergrund und bleibt in der Schulmedizin aus oben genannten Gründen meist unentdeckt.

Diese störenden Einflüsse sind Folgen unseres Lebensstils: Unsere Ernährung, Umweltgifte, unsere Emotionen und Stressbelastungen und die übrig bleibenden Kapazitäten unserer Erholungssysteme (Schlaf, ausreichend gute Nährstoffe, Leberfunktion und Entgiftung, Bewegung, Entspannung) stehen nicht mehr im Gleichgewicht miteinander.

Eine Folge daraus ist, dass unser Körper beständig mehr Nährstoffe in die Heilprozesse fließen lässt, und uns weniger Nährstoffe für die anderen natürlichen Funktionen, wie beispielsweise die Fruchtbarkeit, zur Verfügung stehen.

Je nach Veranlagung und Lebensstil können sich im Laufe der Zeit im Körper verschiedene Regulations- und Funktionsstörungen entwickeln, bei denen am Ende möglicherweise auch eine bekannte Erkrankung steht, wie eine Autoimmunerkrankung, die Endometriose oder das PCOS, die aus Sicht der ganzheitlichen Medizin je nach Ausprägung zu den "mehr oder weniger" stillen Entzündungen zählen.

In der Regel sind diese stillen Entzündungen nicht einfach durch eine verbesserte Ernährung und die Zugabe von Mikronährstoffen zu verbessern. Meistens bedarf es einer Lebensumstellung insgesamt.

Und auch wenn der mitunter schwierige Weg zum Wunschkind ungewollt ist, so birgt er doch auch für manche die Chance eine Heilung zu finden, wo sie gar nicht erwartet wurde.

Mithilfe von entsprechend ausgebildeten Ärzten und Therapeuten aus der ganzheitlichen und alternativen Medizin lassen sich viele Fehlsteuerungen in unserem Körper revidieren und dauerhaft heilen.

Endometriose und andere ...

Alle folgenden Informationen zur Endometriose gelten im Prinzip auch in Fällen von **Adenomyose oder Myomen**.

Die Endometriose ist eine der häufigsten bekannten Ursachen für unerfüllten Kinderwunsch. Bis zu 50% der Frauen mit unerfülltem Kinderwunsch wird irgendwann im Laufe ihres Lebens die Diagnose Endometriose gestellt. Endometriose ist ein im Bauchraum versprengter Teil von Gebärmuttergewebe, das östrogen-abhängig sein kann. Das bedeutet, dass dieses Gewebe sich ausbreitet und wächst, gegebenenfalls sogar Blut produziert und im Zyklusverlauf auch versucht dieses auszuscheiden, was nicht gelingt. Je nachdem wo sich diese Endometrioseherde oder dieser Herd befindet, kann es zu verschiedenen Symptomen kommen oder auch überhaupt nicht bemerkt werden.

Ganz typische Hinweise auf Endometriose sind aus Sicht der Schulmedizin beispielsweise Unterleibsschmerzen bei der Regelblutung (Anmerkung: Schmerzen bei der Menstruation können auch unabhängig von einer Endometriose auftreten). Je nach Lage können Endometrioseherde auch den Eileiter verschließen oder auf andere Organe und Strukturen drücken oder ihnen anhaften, sodass es zu ganz unterschiedlichen Schmerzen, Schmerzausstrahlung und Funktionseinschränkungen diese Organe kommen kann.

Vor allem die Schmerzen und oft auch wiederholte starke Regelblutungen können die Frauen verzweifeln lassen. In der Schulmedizin werden Operationen, Schmerzmittel oder die medikamentöse Unterdrückung des Hormons Östrogen verwendet, um diesen Kreislauf zu durchbrechen. Viele Frauen nehmen daher jahrelang Hormone ein, die sie künstlich in die Wechseljahre versetzen und ihren Körper Nährstoffe kosten. Aus der Sicht der ganzheitlichen Medizin verwundert es daher nicht, wenn nach Absetzen dieser Hormone entweder die Regelblutung nicht einsetzt oder schlimmer denn je ist, und auch die Fruchtbarkeit leidet. Viele ergeben sich ihrem Schicksal und begeben sich in ein Kinderwunschzentrum, um eine künstliche Befruchtung zu nutzen.

Häufig reagieren diese Frauen gleichzeitig sehr sensibel auf Umweltgifte, haben vielleicht auch andere Autoimmunerkrankungen und leiden unter Erschöpfung, Migräne oder anderen Erkrankungen. All dies sind Zeichen von vorhandenen stillen Entzündungen sowie der Überlastung des Körpers und kann durch eine bewusste Ernährung gebessert werden.

Ein wichtiger Grundsatz, der in den Lebensstil übergehen sollte ist, so viele Gifte wie möglich zu vermeiden. Dies betrifft die Kosmetik- und Körperpflege, Haushaltsreiniger, künstliche Aromastoffe oder Duftstoffe und auch die Ernährung und Verpackung von Nahrungsmitteln, die möglichst "clean" sein sollten.

Zudem stehen einige Lebensmittel und Gewürze im Verdacht, eine Entzündung im Körper zu verstärken: Die sogenannten *Nachtschattengewächse*. Zu ihnen gehören: Kartoffeln (keine Süßkartoffeln), Tomaten, Paprika, Auberginen, Pfeffer (außer schwarzem Pfeffer) und Chili. Auch auf rotes Fleisch und tierische Proteine im Allgemeinen sollte man bei Endometriose besser verzichten.

Auch bei Endometriose spielen das Mikrobiom und das davon abhängige Immunsystem eine große Rolle, daher sollte auch auf die Artenvielfalt im Darm großer Wert gelegt werden. Die Entgiftungswege im Körper zu unterstützen ist ebenfalls besonders wichtig bei Endometriose: Viele Gewürze und auch die Nährstoffe helfen dabei: Magnesium, Zink, Omega-3 Fettsäuren, Vitamin D3 und alle Antioxidantien.

Viele in der Naturheilkunde bekannten Gewürze bewegen die “gestauten Energien” im Körper und helfen dadurch Schmerzen zu lindern. Dazu gehören Gewürze wie Koriander oder Kurkuma, Petersilie oder scharfe Gewürze wie Ingwer oder Zimt. Diese können im Laufe des weiblichen Zyklus gerne eingenommen werden, sollten aber rund um die Einnistung (= Tag 6 bis 9 nach der Befruchtung der Eizelle) in keinem Falle eingenommen werden, um das Einnisten nicht zu gefährden (siehe auch Gewürze bei Kinderwunsch).

PCO-Syndrom (PCOS)

Das Syndrom der polycystischen Ovarien (PCO) ist eine häufige weibliche Hormonstörung, die oft für einen (noch) unerfüllten Kinderwunsch verantwortlich gemacht wird. Etwa 10% der Frauen im fruchtbaren Alter haben eine mehr oder weniger ausgeprägte Form des PCOS. Die wirklichen Ursachen sind unbekannt, daher beschränkt man sich in der Schulmedizin bisher noch auf die Behandlung der Symptome. In der ganzheitlichen Medizin gibt es verschiedenen Ansätze diese Funktionsstörung grundsätzlich zu verbessern oder zu heilen.

Die im Ultraschall sichtbaren Veränderungen der Eierstöcke (Ovarien) mit mehr oder weniger stark ausgeprägten Bläschen und Zysten, fehlende Eisprünge und verlängerte Menstruationszyklen bis hin zum Ausbleiben jeglicher Regelblutung sind die auffälligsten Symptome.

Ein Teil der betroffenen Frauen leidet zudem unter erhöhtem Blutzuckerspiegel, der durch eine sogenannte Insulinresistenz ihrer Körperzellen entsteht. Insulin, unser blutzuckersenkendes Hormon aus der Bauchspeicheldrüse, wird in der Regel in gleichem oder sogar erhöhtem Maße ausgeschüttet, um das Problem zu beheben: Den Blutzuckerspiegel zu senken. Jedoch zeigen die Zellen, die den Zucker aufnehmen sollen, eine sogenannte Insulinresistenz und reagieren nicht wie erwartet auf das Insulin. Dies führt dazu, dass der Blutzuckerspiegel erhöht bleibt und die Leber dies registriert. Die

Leber wandelt dann den erhöhten Zucker aus dem Blut in Fettgewebe, um die Energie für später zu speichern. Durch diesen Vorgang haben viele Frauen mit PCO-Syndrom eine Neigung zu Übergewicht.

Die erhöhte Insulinkonzentration wirken auf die Hirnanhangsdrüse (Hypophyse), wodurch in vielen Fällen die männlichen Geschlechtshormone (Androgene, Testosteron) im Körper der Frau vermehrt ausgeschüttet werden, was die Fruchtbarkeit der Frauen ebenfalls beeinträchtigt. Viele Frauen mit PCO-Syndrom haben erhöhte Androgenspiegel im Blut. Durch die erhöhten Spiegel männlicher Geschlechtshormone stellt sich bei einigen Frauen auch ein Haarwachstum ein, das dem männlichen Behaarungstyp entspricht, und auch die Körperfettverteilung wandelt sich bei manchen Frauen in diese Richtung.

Auf die erhöhte Androgenkonzentration ist auch zurückzuführen, dass das Hormon Prolaktin mit ansteigen kann. Das Hormon Prolaktin ist normalerweise nach der Geburt während der Stillzeit erhöht und unterdrückt in dieser Zeit die natürliche Fruchtbarkeit.

Was tun?

Die Diagnose des PCO-Syndrom ist häufig durch den Gynäkologen bereits gestellt. Einen nachweislich lindernden Einfluss auf das PCO-Syndrom haben gleichmäßig niedrige Blutzuckerspiegel ohne Blutzuckerspitzen. Der Blutzuckeranstieg und -abbau lässt sich durch die Ernährung sehr gut beeinflussen.

Selbstverständlich ist die Aufnahme von kurzkettigen oder einfachen Zuckern, wie beispielsweise aus raffiniertem Zucker, in Teigwaren und ähnlichem besonders ungünstig und sollte vermieden werden. Mit PCO-Syndrom sollte man auf Zucker, Honig, Fruchtsäfte, Limonaden, Back- und Süßwaren, Schokolade oder andere künstlich-aromatische Snacks wie Chips verzichten.

Ebenso wichtig ist es, dem Blutzuckerspiegel Zeit zu geben nach einer Mahlzeit wieder zu sinken. Daher sind (zwei oder) drei über den Tag verteilte Mahlzeiten statt vieler kleiner Mahlzeiten in kurzen Abständen das Ziel für Frauen mit PCO-Syndrom.

Wenn Zwischenmahlzeiten notwendig sind, sollten diese proteinreich oder fettreich sein, wie beispielsweise fermentierte Milchprodukte (Joghurt, Kefir oder Quark), Rohkost und Gemüse oder eine Portion Nüsse und Samen.

Wichtig für Frauen mit PCO-Syndrom ist auch, vor allem abends wenig Kohlenhydrate zu sich zu nehmen, da diese sich relativ schnell in erhöhtem Blutzucker zeigen und über Nacht noch weniger verstoffwechselt werden als tagsüber. Es eignen sich besonders für Abends Proteine und Fette.

Auch ein Teilfasten (Intervallfasten) 16:8 ist eine gute Variante für Betroffene: 16 Stunden lang keine Kalorien zu sich nehmen, wobei dann bevorzugt das Abendessen gefastet wird. Es werden also 2 statt 3 Mahlzeiten zu sich genommen.

Die Qualität der aufgenommenen Kohlenhydrate hat einen großen Einfluss auf die Ausprägung des PCO-Syndroms. Folgende Nahrungsmittel eignen sich gut für Frauen mit PCO-Syndrom:

- Eiweißreiche Nahrungsmittel wie Vollkornprodukte, Fleisch und Eier und Hülsenfrüchte wie Erbsen, Linsen oder Bohnen
- Gemüse, Grüne Salate
- Nüsse und Samen
- Obst (je nach Zuckeranteil)
- Pilze.

Nachweislich hat auch der Zustand des Mikrobioms einen großen Einfluss auf die Aufnahme und Verwertung von Kohlenhydraten. Daher gelten insbesondere für Frauen mit PCO-Syndrom die Grundprinzipien, die in diesem Buch vertreten werden: Lebende,nährstoffreiche und ballaststoffreiche Nahrungsmittel essen und die Bakterienvielfalt im Darm stärken.

Inositol und Myo-Inositol sind körpereigene Stoffe, die aus Glucose (dem Einfachzucker) selbst hergestellt werden oder mit der Nahrung aufgenommen werden und den Blutzuckerspiegel bei PCOS positiv beeinflussen können. Inositol wird wahrscheinlich auch aus gesunden Bakterienkulturen im Darm gebildet. In Lebensmitteln ist Inositol vor allem in Nüssen, Bohnen und Weizenkeimen sowie in Orangen enthalten.

Ebenso hat die ausreichende Aufnahme und Bildung von Vitamin D einen günstigen Einfluss auf PCOS.

Auch Bewegung fördert das Gleichgewicht im Zucker- und Hormonstoffwechsel. Daher ist regelmäßige Bewegung und leichter Sport sehr zu empfehlen.

Genauso wichtig sind die Erholung und Entspannung, guter Schlaf und eine gelungene Work-Life-Balance.

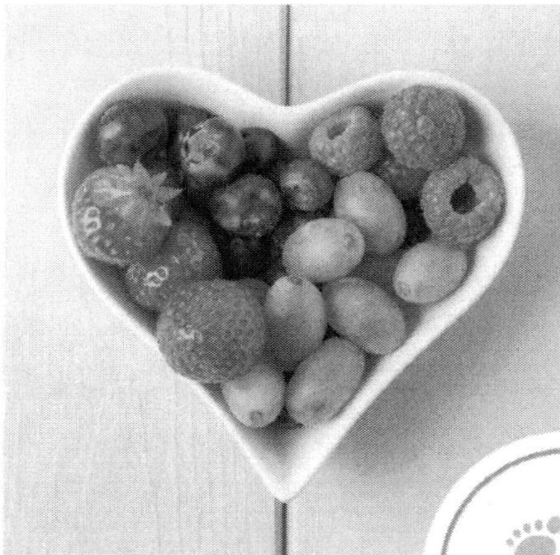
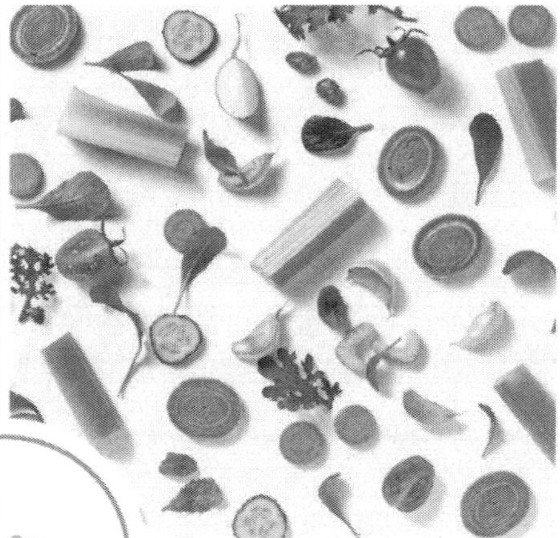

DIE RICHTIGEN
SUPERFOODS FÜR FRAU & MANN

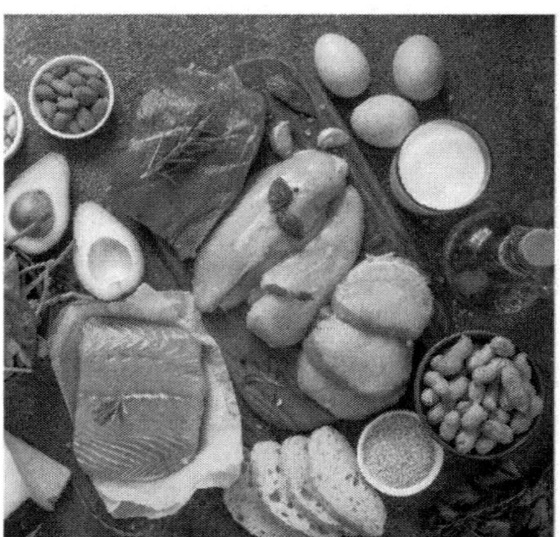
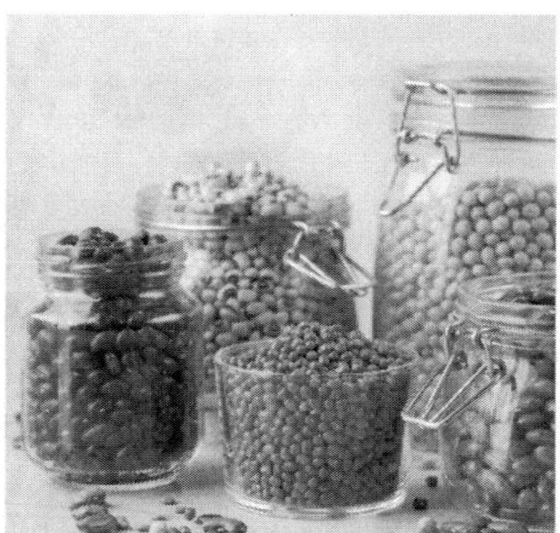

Superfoods und Gewürze

Fertilityfoods - ausgewählte Lebensmittel

Was sind eigentlich Superfoods bei Kinderwunsch, die sogenannten Fertilityfoods?

Die Bezeichnungen Superfoods (Super-Lebensmittel) oder Fertilityfoods (Fruchtbarkeits-Lebensmittel) stammen aus dem Marketing und sind keine wissenschaftlichen Begriffe. Unter Superfoods werden Lebensmittel zusammengefasst, die einen besonders hohen Anteil an Vitalstoffen, besonders geeignete Nährstoffe, Ballaststoffe und sekundäre Pflanzenstoffe enthalten.

In unserem Fall beziehen wir die besonderen Voraussetzungen für Kinderwunsch mit in die Auswahl dieser Lebensmittel - den Fertilityfoods - mit ein.

Im Grunde ist die hier beschriebene Auswahl von einigen der besten Lebensmittel bei Kinderwunsch nur eine Zusammenfassung der vorausgegangenen Kapitel. Eine ausführliche Sammlung von vielen wertvollen Lebensmitteln für Kinderwunsch findest du in der Positiv-Einkaufsliste am Ende des Buches.

Ich möchte dir durch die genauere Beschreibung dieser ausgewählten Lebensmittel zeigen, dass es nicht notwendig ist, sich mit einzelnen Vital- oder Nährstoffen zu beschäftigen, wenn du dich mit diesen wundervollen Lebensmitteln ernährst. Sie enthalten und vereinen in in sich alle Inhaltsstoffe, die du brauchst um deine Gesundheit und Fruchtbarkeit zu fördern.

Hier folgen nun alphabetisch sortiert einige Favoriten aus den verschiedenen Lebensmittel-Gruppen für dich:

Apfel

Äpfel sind extrem gesund und enthalten unter den Früchten vergleichsweise wenig Zucker und 0% Fett. Sie sind vitamin- und ballaststoffreich. Vor allem sekundäre Pflanzenstoffe sind in hohen Mengen enthalten, was den Apfel so besonders wertvoll macht.

Der Apfel ist ein vielseitige Klassiker in unserer Ernährung, der roh, als Mus, Saft, aus dem Ofen, im Kuchen oder erfrischende Komponente in Salaten verwendet werden kann.

Beim Kauf sollten wir auf die Sorte achten, denn nicht alle Äpfel sind gleich gut. Alte Apfelsorten wie „Berlepsch“, „Boskoop“, „Cox Orange“ und „Idared“ sind für Kinderwunsch-Paare besser. Sie sind weniger “gezüchtet” und enthalten wichtige sekundäre Pflanzenstoffe, wie Polyphenole noch in natürlichen Mengen. Neueren Apfelsorten wie beispielsweise Jonagold, Granny Smith oder Pink Lady wurden diese Polyphenole fast vollständig weggezüchtet, weil sie Äpfel sauer machen und schneller braun werden lassen.

Um die Vitalstoffe des Apfels voll aufzunehmen, sollten wir sie mit Schale verzehren und gut kauen. Die Äpfel enthalten in ihrer Schale sehr viele wertvolle sekundären Pflanzenstoffe mit hoher antioxidativer Wirkung. Zudem enthalten Äpfel über 30 Spurenelemente und sehr viele bei Kinderwunsch wichtige Vitamine (A, C, B1, B2 und E).

Zudem ernähren die vielen Ballaststoffe unsere Darmflora. Als relativ zuckerarmes Obst ist der Apfel gut als Zwischenmahlzeit geeignet. Auch als Dörrobst ist der Apfel ein Fertilityfood.

Mein Tipp: Kauf doch gleich einen Sack Äpfel in Bio-Qualität, denn sie lassen sich auch als sogenanntes “Winterobst” sehr gut lagern. Ideal ist ein luftiger, kühler Kellerraum mit hoher Luftfeuchtigkeit und Temperaturen zwischen 2-6 Grad. Sie sollten allerdings keinen Frost bekommen, dann verderben sie schnell.

Blaubeeren

Die Blaubeere ist unter verschiedenen Namen bekannt, sie heißt auch Heidelbeere, Schwarzbeere oder Mollbeere. Im Verkauf finden sich in der Regel zwei Sorten von Blaubeeren, die Waldblaubeeren und die Kulturblaubeeren, die aus der Züchtung kommen. Sie unterscheiden sich etwas im Geschmack, jedoch wenig in den Inhaltsstoffen. Blaubeeren haben eine kurze Saison und können auch eingefroren werden, damit ihre Wirkstoffe auch im Winter zur Verfügung stehen. Wenn man im Winter Blaubeeren kauft, stammen diese meist aus Kulturen aus Peru oder Chile. Wenn du ein Dörrgerät (einen Dörrautomaten) besitzt, kannst du Blaubeeren und anderes Obst auch trocknen. Getrocknet schmecken sie toll in Rezepten wie Müsli oder Kuchen und sind auch ein gesunder Snack.

Die Mineralien Kalium, Calcium, Magnesium, Eisen und Zink sind in der Blaubeere enthalten. Sie beinhaltet auch in hohen Mengen Beta-Carotin und Vitamin C, dazu die Vitamine B1, B2, B6 und E. Blaubeeren enthalten sehr viele Antioxidantien, in diesem Fall in Form von Polyphenolen (Anthocyane). Diese sind auch für die blaue Farbe und das Aroma zuständig. Die unverdaulichen Pflanzenteile der Blaubeeren wirken sich positiv auf das Mikrobiom aus und können bei leichten Verdauungsproblemen helfen. Die Gerbstoffe der Blaubeeren wirken antibakteriell und können sogar Durchfallerreger verringern.

(Hühner-) Eier

Für die Produktion eines Eis braucht ein Huhn etwa 24 Stunden. Das ist eine kurze Zeit für so ein perfektes Lebensmittel. Ein Ei enthält alle Vitamine außer Vitamin C. Schon ein Ei kann bis zu 35% des Tagesbedarfs an Vitamin D und 38% der Tagesbedarfs an Vitamin B12 decken, egal ob es gekocht oder gebraten wird. Zusätzlich enthält ein Ei in großen Mengen die Mineralstoffe Kalzium, Zink, Eisen Kalium und Selen. Zudem enthalten Eier Lecithin. Das ist eine

Kombination aus Fettsäuren und Phospholipiden und äußert wichtig im Fettstoffwechsel. Es unterstützt die Leberzellen und damit die Entgiftung. Lecithin ist ein wichtiger Bestandteil von Zellwänden und wird bei der Zellteilung benötigt. Es unterstützt auch die Funktion unserer Gehirn- sowie Nervenzellen. Das Eiweiß der Hühnereier kann zu 100% von uns Menschen verarbeitet werden, was ein außergewöhnlich guter Wert ist.

Wie gut ein Ei ist, liegt auch an der Ernährung des Huhns. Hühner können neben Pflanzen, Insekten und Schnecken auch Würmer fressen, was die Nährstoffdichte in den Eiern steigert. Im Vergleich zu Käfighaltung enthalten Eier aus der Bio- und Freilandhaltung ungefähr das Doppelte an Omega-3-Fettsäuren, das Dreifache an Vitamin E und das Vier- bis Sechsfache an Vitamin D, das Siebenfache an Beta-Carotin (Vitamin A) und gleichzeitig weniger Cholesterin und gesättigte Fettsäuren.

Erbsen

Erbsen, Linsen, Bohnen und auch die Erdnüsse zählen zu den Hülsenfrüchten, den sogenannten Leguminosen.

Alle und ganz besonders die Erbsen sind fantastische pflanzliche Proteinlieferanten. Sie können auch außerhalb ihrer Erntesaison als tiefgefrorenes Gemüse gut genutzt werden. Erbsen lassens sich vielseitig verwenden. Sie schmecken als Suppe oder Suppeneinlage, als Püree, in verschiedene Salate oder als Beilage zu fast jedem Essen. Normalerweise werden Erbsen ohne Hülse verzehrt, da diese nicht genießbar sind – bei Zuckererbsen können sie aber mitgegessen werden. Die frischen Schoten beherbergen die noch nicht voll entwickelten Erbsen und werden nach kurzem Kochen als zartes Gemüse serviert.

Mit 7% Eiweiß als frische Erbse und 20% Eiweiß als getrocknete Erbse sind sie der Spitzenreiter unter den pflanzlichen Eiweißlieferanten.

Sie enthalten sehr gute Aminosäuren, Vitamin A (Beta-Carotin), Vitamin C, viele B-Vitamine und viel Folsäure. Dazu kommen Eisen, Magnesium, Zink und sehr gute Ballaststoffe, die unserem Mikrobiom zugute kommen. Aufgrund ihrer Inhaltstoffe sind sie bei Kinderwunsch ein Superfood. Sie liefern zusätzliche viele Antioxidantien und tragen durch ihre Zusammensetzung zu einem gemäßigten Blutzuckerspiegel und zu lang anhaltender Sättigung bei.

Grüner Salat

Salate gehören zu den vitalstoffreichsten in Lebensmitteln auf der ganzen Welt. Sie nehmen die obersten Plätze in den Superfood-Listen ein. Angeführt wird die Liste von Chinakohl, Mangold, Rote Beete-Blattgrün (jung), Spinat, Grünkohl (siehe unten), Chicoree. Es folgen Blattsalat, Romana Salat, Endivie, Löwenzahn, Rucola und Eisbergsalat.

Viele dieser Lebensmittel sind nicht nur als frischer Salat verwendbar. Sie können gekocht als Hauptgericht oder Beilage und als Gewürz in Suppen gereicht werden.

Neben wertvollen Ballaststoffen enthalten sie viele Gerbstoffe, die sowohl unsere Darmflora als auch unsere Verdauung unterstützen und der Leber zugutekommen. In ihren sekundären Pflanzenstoffen finden sich viele Vitamine und Mineralstoffe sowie Antioxidantien.

Aus diesen Gründen werden diese Pflanzen auch häufig in Smoothies verwendet.

Noch wertvoller für die Ernährung bei Kinderwunsch ist es allerdings, wenn sie als ganze Pflanze von uns gegesseen werden. Denn ihre Inhaltsstoffe sind für uns nicht immer direkt verwertbar. Der Herstellungs- und Kochprozess sowie die verschiedenen Schritte in unserer natürlichen Verdauung helfen dabei, die verschiedenen

Bau- und Vitalstoffe aufzuschlüsseln und für die Aufnahme in unseren Körper vorzubereiten.

Salatblätter enthalten hohe Mengen an Vitamin A (Beta-Carotin), Vitamin C, Folsäure, Vitamin E und Lycopin und sind damit reich an Antioxidantien zum Schutz unsere Zellen und der Fruchtbarkeit. Die Vitamine A, D, E und K sind fettlöslich, und bedürfen für ihre Aufnahme in unseren Körper der Beimengung von etwas Öl, Butter oder anderen Fetten. Das Anrichten eines Salates mit Essig und Öl ist daher sehr wichtig. Durch Zugabe von Kräutern, Samen, Kernen oder Nüssen und vielleicht einem gekochten Ei wird ein Salat zu einem Super-Fertility-Essen.

Grünkohl

Grünkohl, Mangold und viele weitere Kohlsorten sind ausgezeichnete Fertilityfoods. Auch in fermentierter Form als Sauerkraut oder Kimchi ist Kohl ein wertvoller Bestandteil in jeder Ernährung und unterstützt eine gesunde Darmflora.

Grünkohl kann roh oder gekocht verwendet werden. Er enthält reichlich Vitamin C und Vitamin E sowie Vitamin A. Vor allem der Gehalt an Vitamin C ist mit 105 Milligramm pro 100 Gramm bemerkenswert. Zum Vergleich: Eine Zitrone enthält 50 mg Vitamin C, eine Orange 45 mg pro 100 Gramm.

Daneben sind viele Ballaststoffe, wichtige Mineralien wie Kalium, Kalzium und Eisen und viele sekundäre Pflanzenstoffe im Grünkohl enthalten. Das im Grünkohl enthaltene hochwertige Protein sorgt ferner dafür, dass er immer mehr als Alternative zu tierischem Protein empfohlen wird.

Grünkohl kann als Salat gegessen werden, im Smoothie getrunken werden oder klassisch als Grünkohl gekocht werden. Er ist gekühlt gut haltbar und das klassische Grünkohlessen schmeckt am nächsten Tag wieder aufgewärmt sogar noch besser.

Joghurt/Probiotika

Die vielfach wertvollen Milchsäurebakterien sind der Grund, den Joghurt in diese Auswahl der Fertilityfoods mit aufzunehmen.

Die sogenannten probiotischen Lebensmittel (Probiotika) sind sowohl für Männer als auch für Frauen nicht nur in der Kinderwunschzeit sehr wichtig.

Da Kuhmilchprodukte nur in geringem Maße verzehrt werden sollten, eignen sich auch andere Joghurt-Sorten für die wichtige Nährstoffversorgung mit Probiotika sehr gut.

Wenn du einen Teil Joghurt aus Kuhmilch zu dir nimmst, dann achte darauf, dass er naturbelassen ist. Er sollte lebende Joghurt-Kulturen enthalten und ein Vollfett-Joghurt sein.

Ergänze dazu die Versorgung mit Probiotika durch Joghurt-Alternativen. Hier findest du eine kleine Auswahl:

- Lupinenjoghurt
- Kokosjoghurt
- Joghurt aus Pflanzenmilch: Hafer-, Mandel- oder Cashew-Milch.

Zudem gibt es diese wertvollen Mikroorganismen (Probiotika) natürlicherweise in "milchsauren" Produkten wie Kefir oder Buttermilch und darüber hinaus in Apfelessig, Kimchi oder Sauerkraut.

Lachs

Als Vertreter der Fische ist der Lachs eine gute Wahl für Paare mit Kinderwunsch. Ein fetter (öliger) Meeresfisch wie der Lachs enthält in großen Mengen Omega-3-Fettsäuren mit den Bestandteilen DHA und EPA. Diese Fettsäuren sind für die Fruchtbarkeit beider Partner, für jede Zellentwicklung und eine gesunde Gehirn-Entwicklung des Babys besonders wichtig.

Auch Hering oder Makrele gelten als fettreich und enthalten besonders viel der oben genannten Omega-3-Fettsäuren.

Lachs enthält darüber hinaus sehr viel Vitamin A (Beta-Carotin), verschiedene B-Vitamine, darunter Vitamin B3, B5 und relativ viel von dem für die Fruchtbarkeit wichtigen Vitamin B6, sowie Vitamin B12. Zudem ist Lachs reich an Vitamin D. Er erhält Vitamin E, sowie Kalzium, Magnesium, Jod, Fluor und Selen. Seine Inhaltsstoffe wirken auch antioxidativ.

Frischer Lachs enthält deutlich mehr Vitalstoffe als gefrorener Lachs und sollte daher bevorzugt verwendet werden. Auch die Haut sollte mit gegart werden und sie schützt den Lachs beim Braten.

Versuche auch Lachs aus sogenanntem Wildfang zu kaufen oder kaufe Zuchtlachs aus nachhaltiger Haltung und im besten Fall in Bio-Qualität.

Möglichst unbelasteten Fisch kaufen

Auch beim Fisch spielt die Qualität und Herkunft eine sehr wichtige Rolle. Leider sind unsere Meere heute mit Schwermetallen belastet. Daher ist es bei Kinderwunsch besonders wichtig, dass du versuchst möglichst unbelasteten Fisch zu finden. Die Raubfische unserer Meere gelten als vermehrt belastet. Sie leben länger, und verzehren andere Fische, die ebenfalls schon Schwermetalle aufgenommen haben.

Zu den Raubfischen gehören: Thunfisch, Hai, Schwertfisch, Heilbutt, Hecht, Aal, Steinbeißer, Seeteufel und Kabeljau.

Geeignetere Fische bei Kinderwunsch sind: Hering, Makrele, Sardinen, Sardellen, (Lachs,) Dorade, Wolfsbarsch, Sprotten und auch Seelachs, Forelle, Karpfen, Flunder, Scholle, Schellfisch oder Schleie.

Wenn es dir nicht möglich ist Fisch aus Wildfang zu kaufen, dann achte darauf, dass du Fische mit dem Gütesiegel der ASC kaufst. Dann bekommst du einen Zuchtfisch, der wichtigen Qualitätsstandards entspricht und aus nachhaltigen Fischzuchtanlagen stammt, die dich und die Umwelt weniger schädigen. Noch besser ist ein Fisch mit Bio-Qualität: Ein Bio-Siegel für die Fischzucht ist beispielsweise das Naturland-Siegel.

Leinsamen

Leinsamen enthalten neben einem sehr hohen Gehalt an Omega-3-Fettsäuren auch viele Ballaststoffe, sowie Mangan, Vitamin B 6, Folsäure und die Mineralstoffe Magnesium, Phosphor und Kupfer.

Leinöl wird auch als das "Olivenöl des Nordens" bezeichnet.

Unraffiniertes, biologisch angebautes Leinöl enthält mit etwa 55% den höchsten Gehalt an Omega-3-Fettsäuren überhaupt. Es ist DER vegane Omega-3-Lieferant. Leinsamen kann als Öl, als ganzer Samen oder gemahlen bezogen werden. Man sollte Leinöl immer schnell verbrauchen, da es in kurzer Zeit seine Qualität einbüßt und ranzig wird. Am besten wird Leinöl in einer dunklen Flasche im Kühlschrank aufbewahrt. Leinöl sollte nicht zum Kochen oder Braten verwendet werden, da dabei sein gesundheitlicher Nutzen verloren geht.

Mandeln (und Nüsse)

Viele Nüsse haben die Auswahl von Spurenelementen und Fettsäuren, die gut zur Ernährung bei Kinderwunsch passen. Neben sekundären Pflanzenstoffen, Ballaststoffen und bestimmten Mineralstoffen ist auch ihr Gehalt an Proteinen mit wichtigen

Aminosäuren sehr hoch. Die meisten Nusssorten enthalten durchschnittlich 50 % Fette, zwischen 10 und 30 % Proteine und nur 10% verdauliche Kohlenhydrate sowie Ballaststoffe. Eine Ausnahme bilden die Cashewkerne mit 30% Kohlenhydraten oder die Kokosnuss mit 36% Fett.

Trotz des beachtlichen Nährwertes (Kalorien) ist auch die Vitalstoffdichte mit verschiedenen Vitaminen und Mineralstoffen als hoch einzustufen. Sie enthalten sehr viel Kalzium, Selen, Zink sowie Magnesium, Chrom und Kupfer. Außerdem sind die Inhalte von Biotin und Vitamin E sowie Pantothensäure oder Folsäure hoch. Auch als Antioxidans sind Nüsse mit ihren Phenolsäuren und Flavonoiden wirksam. Besonders Mandeln und Cashewkerne haben hier ein hohes Potential. Nicht zuletzt findet sich die Aminosäure Arginin in höherer Menge in den Mandeln, was für die Kinderwunsch-Ernährung der Männer von Vorteil sein kann, ebenso wie die relativ hohe Menge an Zink und Omega-3-Fettsäuren.

Achte bei Nüssen, Kernen und Samen auf eine gute Qualität

Wie immer ist die Qualität auch bei diesen Lebensmitteln sehr wichtig. Ökologische und Fair-Trade-Waren gewährleisten zudem höhere ethische Standards in der Lebensmittelproduktion und reduzieren potenzielle Schadstoffrückstände.

Werden Nüsse, Kerne oder Samen alt und nicht sachgemäß gelagert, kann das enthaltene Fett ranzig werden. Diese Waren riechen dann leicht muffig. Auch ein Schimmelpilz (Aspergillus), bildet sich gern an der Nuss. Daher sind verfärbte, ranzig riechende oder bitter schmecken der Nüsse, Samen oder Kerne nicht zu empfehlen.

Luftdicht verschlossen halten sich Nüsse bis zu 6 Monate im Kühlschrank beziehungsweise 12 Monate im Tiefkühlschrank.

Rote Beete

Die Rote Beete gehört zu den Wurzel- und Knollengemüse. Sie ist kalorienarm, sehr nährstoffreich und als regionales Gemüse vielfach verwendbar. Mit ihren vielen Ballaststoffen pflegt sie deine guten Bakterien im Darm und unterstützt so deinen Verdauungsprozess und die Nährstoffaufnahme bereits im Darm.

Du kannst die Rote Beete als reinen Saft (aus Knolle und Blättern) oder kombiniert als Smoothie, als kalten Salat oder warm als Suppe, in einem Gericht aus dem Ofen oder als Beilage zu einem Hauptgericht genießen. Auch zum Einwecken und als fermentiertes Gemüse eignet sich die Rote Beete hervorragend.

Die Rote Beete vereint einen Nährstoffreichtum, wie er nicht oft zu finden ist: Neben sehr viel Eisen enthält die Rote Beete die Vitamine A, C und E sowie Zink und Selen. Sie ist sie reich an B-Vitaminen und auch an Folsäure. Sie enthält Kalium und Magnesium und ist damit für jede Körperzelle und deren Energiegewinnung wertvoll. Die Inhaltsstoffe der Roten Beete helfen deiner Leber bei der Entgiftung und senken den Homocysteinspiegel im Körper. Rote Bete ist auch reich an Nitrat, das für eine gute Sauerstoffversorgung nützlich ist. Zusätzlich enthält sie ein wertvolles Antioxidans, das Betanin, das auch für die rote Färbung sorgt.

Die rote Farbe ist farbecht: sei daher etwas vorsichtig bei der Verarbeitung der Roten Beete. Nach Verzehr von Roter Beete kommt es in der Regel zu rötlichem Urin - das ist kein Blut im Urin!

Die Rote Beete ist als Lebensmittel sehr gut haltbar und kann kühl gelagert lange zur Verfügung stehen. Zum Lagern entfernt man die Blätter von der Knolle.

Spargel

Spargel wurde schon seit jeher eine Bedeutung in der Fruchtbarkeit zugesprochen. Und auch in der chinesischen oder ayurvedischen Medizin werden Bestandteile des Spargels als Medizin verordnet. Der Spargel zählt zu den Sprossengemüsen. Der grüne Spargel wächst über der Erde und hat einen hohen Chlorophyll-Gehalt, ein kräftigeres Aroma und mehr Vitamin C und Beta-Carotin (Vitamin A) als der weisse Spargel, der unter der Erde vor Licht geschützt wächst. Spargel sollten möglichst frisch genossen werden. Frische Spargeln sind prall, haben feuchte Schnittflächen und quietschen, wenn man sie aneinander reibt. Zur Aufbewahrung wickelt man die Spargeln am besten in ein feuchtes Tuch, und lagert sie ein bis maximal zwei Tage im Kühlschrank. Spargel sind sehr kalorienarm und bestehen zu 90% aus Wasser. Sie enthalten sehr viele Ballaststoffe und sekundäre Pflanzenstoffe. Diese leckeren Stangen enthalten pflanzliche Proteine, sehr viel Vitamin C und Folsäure, sowie Vitamin E, B1 und B2. Dazu ist der Spargel angereichert mit vielen Mineralstoffen und Spurenelementen wie Phosphor, Kalium, Magnesium, Calcium, Natrium und Eisen. Das macht ihn zu einer der nährstoffreichsten Gemüsesorten.

Tomaten

Tomaten gehören wie Zucchini, Kürbis, Gurken und Auberginen zum Fruchtgemüse. In den Tomaten stecken viele sogenannte Carotinoide (Beta-Carotin), Folsäure, sehr viel Vitamin C sowie das Antioxidans Lycopin. Bereits eine reife Tomate liefert 30% des Tagesbedarfs an Vitamin C. Auch die sekundären Pflanzenstoffe machen die Tomate zu einem Fertilityfood, das unser Mikrobiom unterstützt.

Bevorzugen sollte man dunkelrote reife Tomaten, denn je reifer die Tomate ist, desto konzentrierter finden sich diese wirkungsvollen

Inhaltsstoffe. Aus diesem Grunde ist auch Tomatenmark als Konzentrat eine gute Alternative außerhalb der Tomatensaison. Tomatenmark kann auch als Brotaufstrich verwendet werden. Mit Hilfe von Olivenöl kann die Tomate noch mehr Lycopin freisetzen. Tomaten sollten nicht im Kühlschrank gelagert werden. Sie können ihre Reifung und ihr Aroma am besten bei Zimmertemperatur entfalten. Wenn Tomaten zu reif werden, kannst du immer noch Tomatensuppe oder -mark daraus kochen. Neue Studien untersuchen die Wirksamkeit von Lycopin auf die Fruchtbarkeit von Männern. Die Beweglichkeit und Form der Spermien soll sich durch das Lycopin bessern. Allerdings ist dies noch nicht wissenschaftlich gesichert.

Lass uns nun sehen, wie Kräuter und Gewürze deine beziehungsweise eure Fruchtbarkeit unterstützen:

Kräuter und Gewürze

Hier erkläre ich dir, wie du selbst mit Hilfe von Kräutern und Gewürzen in deiner Nahrung die Grundlagen für eure Fruchtbarkeit verbesserst.

Es gibt so viele hilfreiche Küchenkräuter, die frisch oder getrocknet unsere Verdauung verbessern und Rezepte aufwerten, dass ich hier gar nicht alle aufzählen kann.

Und gleichzeitig macht diese große Auswahl es für dich sehr einfach. Nutze einfach viele unserer bekannten Gewürze in deinen Speisen und lege dir ein Gewürzregal an, wenn du es noch nicht hast.

Die Gewürze und Kräuter selbst bringen sehr viele Spurenelemente, Mineralien und sekundäre Pflanzenstoffe mit sich, die auch antioxidativ wirken. Sie wirken darüber hinaus als Katalysatoren und Enzyme in der Verdauung und im Darm. Sie helfen dadurch die Lebensmittel und Vitalstoffe so vorzubereiten, dass du sie einfacher in deinen Körper aufnehmen kannst. Dadurch erhöhen Kräuter und Gewürze die Vitalstoffaufnahme insgesamt, unterstützen die Entgiftungsprozesse und wirken den freien Radikalen entgegen.

Gleichzeitig unterstützen sie die Gesundheit der Darmflora (unser Mikrobiom), unser Immunsystem und wirken auf unsere Gesamt-Gesundheit positiv ein. All dies sind positive Auswirkungen auf deine Gesundheit, die dir auch besonders bei der Verbesserung von Fruchtbarkeit, Einnistung und einer gesunden Schwangerschaft helfen.

Zu den klassischen Gewürzen, die auch in den folgenden Rezepten verwendet werden, gehören:

- Basilikum
- Currypulver
- Dill

- Estragon
- Ingwer
- Honig
- Knoblauch
- Kümmel
- Meersalz
- Muskatnuss
- Petersilie
- Piment
- Pfeffer
- Rosmarin
- Schnittlauch
- Senf
- Zimt
- Zitrone
- Zwiebeln

und einige andere mehr.

Du darfst alle Gewürze, die du magst, in den küchenüblichen Dosierungen verwenden und wirst dir damit im Zweifelsfall Gutes tun.

Eine Ausnahme, die speziell für Frauen bei Kinderwunsch wichtig ist, erkläre ich dir im nächsten Kapitel:

Gewürze in der Einnistungsphase und Schwangerschaft

Viele bekannte Heilkräuter sind auch gleichzeitig oder in einigen Teilen unsere Gewürze und Küchenkräuter. Sie sind frei verkäuflich und werden als harmlos eingestuft. Im Allgemeinen sind sie das auch. Aber jedes Kraut hat seine Wirkung.

Hier liest du ein Buch, das dir helfen soll, die Chancen auf eine Einnistung und eine gesunde Schwangerschaft zu erhöhen. Daher weise ich dich als Frau auf einige Gewürze und Kräuter hin, die den sensiblen Vorgang der Einnistung stören können.

Viele Kräuter und Gewürze haben wirkungsvolle Inhaltsstoffe, die über den reinen Vital- und Nährstoffgehalt hinausgehen.

Je nach Qualität und Mengen, die wir davon zu uns nehmen, wirken diese Inhaltsstoffe wie eine natürliche Arznei.

Weil wir diese vielfältigen und überwiegend positiven Wirkungen für uns nutzen möchten, wird im Kinderwunsch und in der bewussten Ernährung empfohlen, unser Essen mit Kräutern und Gewürzen aufzuwerten. Wie in den meisten anderen Fällen auch, hängt die Wirkung von der Dosis ab. In den küchenüblichen Dosierungen gelten alle als harmlos.

In der Einnistungsphase der befruchteten Eizelle in der Mitte der 2. Zyklushälfte haben wir jedoch ein sehr sensibles Zeitfenster, indem wir bestimmte Wirkungen einiger Kräuter oder Gewürze vielleicht doch besser ganz meiden sollten.

Vorsicht vor "harmlosen" Kuren während der Einnistungszeit in der zweiten Zyklushälfte

Vor allem bei einigen scheinbar besonders gesunden Smoothies, der weit verbreiteten "Zwiebel-Kur" oder in der oft empfohlenen

"Goldenen Milch" finden sich mitunter große Mengen an wirkungsvollen Kräutern, die du während der Einnistungsphase besser meiden solltest.

In der folgenden Liste findest du einige Kräuter und Gewürze, die du in der sensiblen Einnistungszeit (= Tag 6-9 nach dem Eisprung/nach der Befruchtung der Eizelle) und in der Schwangerschaft nur in Maßen (küchenüblichen Dosierungen) verwenden oder sogar ganz weglassen solltest. Dazu gehören:

- Aloe
- Basilikum
- Bärlauch
- Beifuss
- Cayenne-Pfeffer
- Chili
- Dill
- Eisenkraut
- Engelwurz
- Ingwe
- Knoblauch
- Koriander
- Kurkuma
- Liebstöckel
- Mutterkraut
- Muskatnuss
- Myrrhe

- Oregano
- Petersilie
- Rosmarin
- Safran
- Schnittlauch, Lauchzwiebeln
- Wacholderbeeren
- Weihrauch
- Wermut
- Zimt

Hier wurden bewusst nur die allgemeinen und im Handel bekannten Bezeichnungen für Gewürze und Kräuter benutzt.

Achte in deiner Ernährung einfach darauf, dass du in küchenüblichen Dosierungen und vielseitig würzt, dann kannst du, bei Beachtung der oben genannten Ausnahmen für die besonders sensiblen Tage der Einnistung, beruhigt alles nutzen.

Schon seit jeher sind einige Gewürze und auch Kräuter dafür bekannt, dass sie Aborte auslösen können. Dazu zählen aus der alten Zeit Myrrhe, Mutterkorn, Ruta (Wein- und Gartenraute), Aloe, Beifuß oder Safran, die auch zur Abtreibung genutzt wurden. Diese Kräuter und Gewürze konnten Kontraktionen an der Gebärmutter auslösen oder haben auf andere Weise dem Embryo geschadet. Natürlich kommt es auf den genauen Pflanzenanteil, die Mengen und Zubereitungsformen an, damit die Darreichungen eine solche gewaltige Wirkung hatten.

Echte Kräutermedizin entfaltet eine große Wirkung, bedenke dies.

Kräutermedizin / Kräuterheilkunde

Die in diesem Kapitel angesprochenen Kräuter sind nicht zu verwechseln mit den oben genannten Küchenkräutern oder Gewürzen. Hier geht es in erster Linie um Kräuter, die gezielt als Arzneikräuter genommen werden, um eine bestimmte Wirkung zu erreichen.

Immer wieder treffe ich in meiner Praxis oder in meiner Online-Arbeit Frauen und Paare, die sich bereits längere Zeit selbst behandeln. Sie greifen zu verschiedenen freiverkäuflichen Produkten, Teemischungen und Heilkräutern und wissen im Grunde oft nicht so genau, warum sie gerade diese ausgewählt haben. Oft werden auch aus Verzweiflung und mehr oder weniger planlos mehrere Dinge kombiniert, von denen man hier oder da gehört hat, sie könnten eventuell helfen.

Manche Kräuter werden als fruchtbarkeitssteigernde Mittel in verschiedensten Darreichungsformen und unter schönen Namen wie beispielsweise Kinderwunsch-Tee vermarktet.

Oft lese ich auf Webseiten oder in Foren, die sich mehr oder weniger intensiv mit Kinderwunsch beschäftigen, dass bestimmte Kräuter oder einzelne Superfoods empfohlen werden. Häufig werden dann Fachbegriffe aus dem Zusammenhang gerissen (Progesteron anhebend oder senkend, Östrogen anheben, Eisprung fördernd, FSH senkend, Spermiogramm verbessernd...) und mit einzelnen Heilkräutern verknüpft. In der Regel funktioniert die Selbstbehandlung jedoch nicht oder nur sehr selten.

Das komplexe Zusammenspiel der Hormone, des Immunsystems, des gesamten Körpers und seiner Fruchtbarkeit bei Kinderwunsch ist nicht einfach zu verstehen. Viele unterschiedliche Dinge müssen dabei bedacht werden, und bei unerfülltem Kinderwunsch muss das individuelle Puzzle für jede Frau und jedes Paar zusammengesetzt werden.

Zuallererst sollte eine Diagnose gestellt werden. Die Schulmedizin und die ganzheitliche Medizin haben dabei häufig verschiedene Sichtweisen und Perspektiven, mit denen eine Diagnose gestellt wird. Bei vielen Paaren scheint aus der Sicht der Schulmedizin nichts zu fehlen. In der traditionellen chinesischen oder der ganzheitlichen Medizin finden sich dagegen immer Ansatzpunkte für eine Verbesserung der Grundlagen, um doch endlich und am besten ganz natürlich schwanger zu werden.

Ich bin immer wieder froh, wenn sich eine Frau oder ein Paar an mich wendet, damit ich mit meinem Wissen aus der Schulmedizin und der Naturheilkunde helfen kann. Wir erstellen dann gemeinsam einen Plan, mit dem wir uns erfolgreich auf das Ziel, das kleine ganz große Wunder zu bewegen.

Kräutertherapie gehört in die Hände ausgebildeter Therapeuten

Alle Kräuter oder Gewürze, die gezielt einen Teilbereich der Fruchtbarkeit ansprechen können, gehören meiner Meinung nach in die Hände von ausgebildeten Therapeuten. Um Kräuter und Gewürze als Arznei für den Kinderwunsch richtig und wirkungsvoll einzusetzen, muss zunächst eine Diagnose gestellt und daraufhin ein Therapieplan entwickelt werden. Von einer Selbstbehandlung mit wirkungsvollen und freiverkäuflichen Kräutern rate ich daher an dieser Stelle ab.

Viele Heilpraktiker und einige Ärzte sind auf die Unterstützung von Kinderwunsch-Paaren spezialisiert. Und sie freuen sich darauf, sind stolz und dankbar bei diesem Wunder helfen zu können. Recherchiere einfach mal, ob es eine solche Praxis in deiner Nähe gibt oder lass dich gegebenenfalls online beraten ❤

Deine Rezepte

Rezepte und einige ihrer Varianten

Nachdem du nun so viel über die Grundlagen der Ernährung bei Kinderwunsch gelesen hast, kommen wir jetzt zu den Rezepten für die Verbesserung der Fruchtbarkeit von Frau und Mann. Alle diese Rezepte enthalten die wichtigen Baustoffe, die du beziehungsweise ihr als Paar zur Unterstützung der Fruchtbarkeit braucht.

Zu jedem Rezept nenne ich mehrere Varianten, so dass du hier im Grunde über 100 Rezepte findest. Bestimmt hast du selber auch eigene Rezepte, die du nun mit Hilfe der Fertilityfoods und deinem neuen Wissen gegebenenfalls leicht abwandeln und hier einfügen könntest. Und du weißt jetzt, auf was du beim Essen oder im Restaurant achten solltest: Wähle möglichst viel Gemüse, Blattsalate, Fisch und frische heimische Lebensmittel der Saison, würze dein Essen und spare nicht mit guten Fetten oder Ölen.

Bei den Rezepten wurde bewusst auf die Aufzählung einzelner dort enthaltener Bau- und Nährstoffe verzichtet. Sie basieren alle auf Fertilityfoods, und wie du inzwischen weißt, kommt es vor allem darauf an, die verwendeten Lebensmittel in der richtigen und guten Qualität auszuwählen, die Zutaten passend zu mischen und das Essen herkömmlich und bekömmlich für den Mensch und sein Mikrobiom zuzubereiten.

Jetzt schau die dir Rezepte an und fang am besten gleich an:

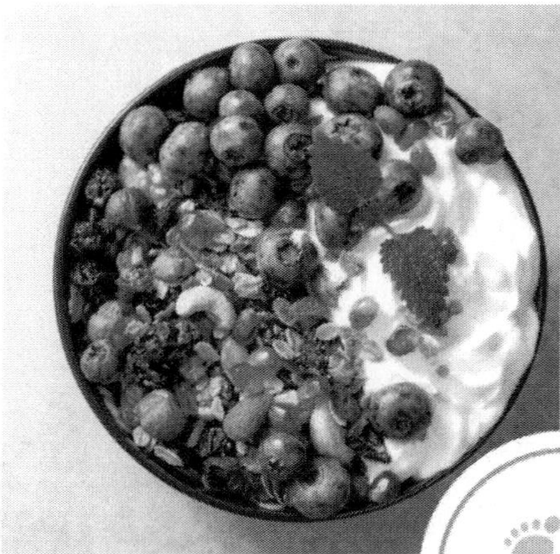

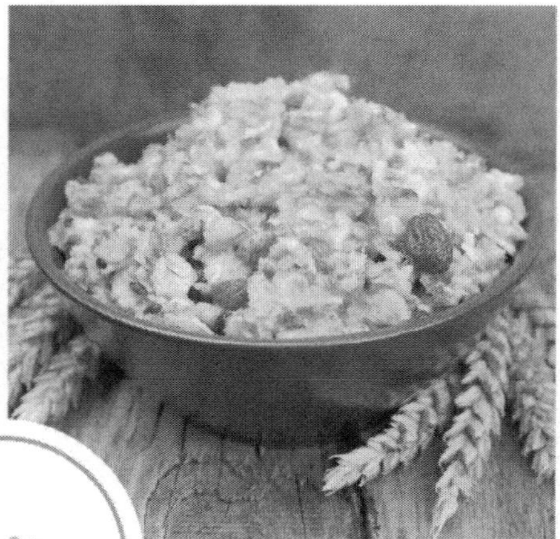

REZEPTE FÜR

FRÜHSTÜCK & AUFSTRICHE

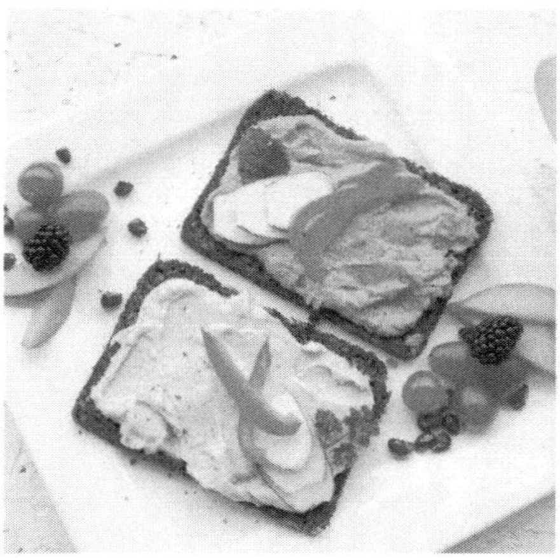

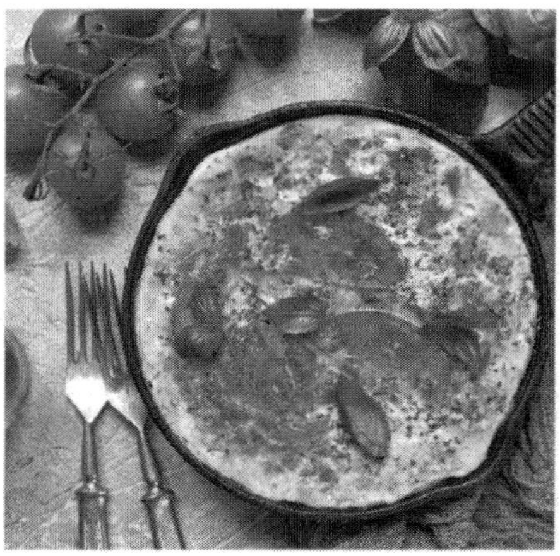

Frühstück und Zwischenmahlzeiten

Porridge-Variationen

gelingt leicht | 2 Portionen | 10 min

Zutaten

10 EL Haferflocken (Gerste, Roggen, Hirse, Dinkel)

Meersalz

Zitronenschale

1 Apfel

Zubereitung

1. 4 EL Haferflocken in ca 300 ml Wasser geben und leicht aufkochen lassen.
2. Den Apfel waschen, entkernen und in kleine Würfel schneiden.
3. Die geriebene Zitronenschale und die Apfelstücke mit einer Prise Salz etwa 5 Minuten im Wasser mit den Haferflocken köcheln lassen. Kurz nachquellen lassen.

Tipps

Du kannst den Brei in größerer Menge vorbereiten und als spätere Mahlzeit auch kalt essen oder erneut anwärmen.

Varianten

Verwende Orangenschale statt Zitronenschale. Füge Ingwer hinzu.

Ersetze einen Teil Wasser durch Saft zum Beispiel Apfel- oder Traubensaft oder gib etwas Pflanzenmilch wie die regionale Hafermilch hinzu.

Statt des Apfels kann du auch anderes Obst und Früchte der Saison verwenden wie beispielsweise Birnen, Blaubeeren, Erdbeeren, Kirschen, Pflaumen oder Trauben. Außerhalb der Obstsaison kannst du Kompott nutzen oder Trockenfrüchte hinzufügen.

Füge hilfreiche Gewürze hinzu wie Zimt, Kardamom, Muskatnuss, Kakao, Piment, Ingwer oder süße den Brei mit Agavendicksaft, Rübenzucker, Honig oder Stevia.

Füge einige Nüsse und Kerne hinzu. Dann kaue sie gut oder mahle sie vorher klein. Gut sind gemischte Varianten aus verschiedenen Samen und Nüssen, dann hast du viele Nährstoffe dabei: Mandeln, Sesamsamen, Leinsamen, Kürbiskerne, Cashewkerne, Walnüsse, Paranüsse, Haselnüsse.

Die Nüsse und Samen kannst du auch in etwas Butter vorher anrösten oder mit etwas Süße karamellisieren.

Du kannst auch frische Kräuter der Saison in den Brei geben oder einen Tl Creme fraiche, Sahne oder Butter hinzufügen.

Cremige Flocken mit Haselnuss und Heidelbeeren

gelingt leicht   2 Portionen   10 min

Zutaten

60 g Haferflocken (Gerste, Roggen, Hirse, Dinkel)

ein Stück Ingwer (1 cm)

250 ml Haselnussmilch

einige Haselnusskerne

Agavensirup

100 g Heidelbeeren oder Blaubeeren

Zubereitung

1. Den Ingwer schälen und reiben. Die Haselnüsse grob hacken.
2. Die Haferflocken und den geriebenen Ingwer mit der Haselnussmilch in einen Topf geben und 5 Minuten ziehen lassen. Die Mischung aufkochen und umrühren, bis sie eine cremige Konsistenz hat. Dann den Sirup hinzugeben und untermischen. Mit den Heidelbeeren und den Haselnussstücken servieren.

Tipps

Du kannst den Brei in größerer Menge vorbereiten und als spätere Mahlzeit auch kalt essen oder erneut erwärmen.
Nutze gern andere Beeren der Saison wie Johannisbeere, Erdbeeren, Himbeeren oder auch Äpfel und Birnen.
Du kannst zum Geniessen etwas Sahne hinzufügen.

Joghurt mit Früchten

gelingt leicht | 2 Portionen | 5 min

Zutaten

300 g Bio-Vollfett-Joghurt (mindestens 3,5% Fettanteil) oder als griechischen Joghurt mit 9,0% Fettanteil

Früchte der Saison wie Äpfel, Birnen, Trauben, Erdbeeren, Himbeeren, Johannisbeeren, Brombeeren, Blaubeeren

verschiedene Nüsse, Kerne oder Flocken

Honig

Zubereitung

1. Den Joghurt in eine Schüssel geben und die zerkleinerten Fruchtstücke hinzufügen
2. Die Nusskernmischung hinzufügen
3. Nach Geschmack etwas Honig hinzufügen.

Tipps

Selbstgemachtes Kompott statt frischer Früchte nehmen.

Die Nüsse und Kerne in Kokosfett oder Butter rösten oder mit etwas Kokoszucker oder Butter karamellisieren.

Eine Vanilleschote hinzugeben.

Pfannkuchen (Palatschinken) mit Apfel

gelingt leicht 2 Portionen 20 min

Zutaten

250 g Dinkelmehl
4 Eier
3/8 l Pflanzenmilch (Hafermilch)
eine Prise Meersalz
60 g Butter, Schmalz oder Kokosöl zum Backen
300 g Äpfel
etwas Kokoszucker zum Bestreuen

Zubereitung

1. Mehl mit Eiern, Milch und Salz zu einem glatten Teig rühren und eine kurze Zeit quellen lassen.
2. Die Äpfel mit Schale in dünne Scheiben schneiden.
3. In der Pfanne etwas Butter, Schmalz oder Kokosfett erhitzen.
4. Den Pfannenboden mit etwas Teig bedecken und dabei die Pfanne so bewegen dass der Teig sich gleichmäßig verteilt. Sofort die Apfelscheiben nebeneinander in den Teig legen.
5. Bei mäßiger Hitze zunächst die eine Seite leicht gelb anbacken, dann den Pfannkuchen wenden und die andere Seite ebenfalls Farbe annehmen lassen.
6. Den Pfannkuchen sofort servieren oder im Ofen warm stellen bis alle fertig gebacken sind.

Tipps

Wünscht man sich lockere Pfannkuchen, so verwendet man die Eier getrennt und zieht vor dem Backen den steif geschlagenen Eischnee darunter.

Für besonders zarte Eierkuchen gibt man sechs Eier in den Teig und verringert die Milchmenge auf circa 1/4 l.

Varianten

Den frischen Apfel weglassen und stattdessen pur mit Agavendicksaft wie American Pancakes essen.

Mit Apfelfüllung: geschnitzelte Äpfel in etwas Butter mit einigen EL Zitronensaft, Kokoszucker und Zimt weich dünsten und warm in den frischgebackenen Pfannkuchen einrollen.

Weitere Füllungen: Konfitürenfüllung, Fruchtsauce, Apfelmus oder Kompott verwenden.

Auch Mischungen aus Nüssen (Mandeln, Haselnüsse, Cashewkerne) und Samen können pur, geröstet oder karamellisiert entweder in den Teig mit eingerührt, in die Füllung gegeben oder auf den Pfannkuchen gestreut werden.

Die Mehlmischung teilweise mit Nussmehl ersetzen.

Herzhafte Pfannkuchen mit Käse, Schinken oder Gemüse herstellen.

Pfannkuchen schmecken auch kalt sehr gut.

Omelett mit Speck und Tomaten

gelingt leicht 2 Portionen 15 min

Zutaten

30 g Butter

100 g durchwachsener Speck in dünnen Scheiben

3 Tomaten

Salz

Pfeffer

5 Blättchen Basilikum

6 Eier

4 EL Kokosöl oder Olivenöl

Schnittlauch gehackt

Zubereitung

1. In einer Pfanne die Butter erhitzen, Speckscheiben anbraten
2. Die Tomaten in Scheiben schneiden und zugeben
3. Mit Salz, Pfeffer und Basilikum würzen und einige Minuten dünsten.
4. Die verquirlten Eier salzen und darüber gießen.
5. Bei schwacher Hitze leicht stocken lassen. Mit einem Holzspachtel vorsichtig zu einer gebundenen Masse rühren
6. Mit Schnittlauch bestreuen und sofort servieren.

Tipps

Als **Frittata** mit ausgebackenen Kartoffeln herstellen: für diese

Variante eine Zwiebel und 250 g gekochte und in Scheiben geschnittene Kartoffeln ergänzen. Zunächst die Zwiebelstückchen glasig dünsten, und die Kartoffeln anschließend anbraten. Dann die verquirlten Eier und Gewürze hinzugeben. Gerne Petersilie ergänzen.

Statt der Kartoffeln können auch andere oder mehrere Gemüse in das Omelette eingearbeitet werden wie zum Beispiel Spinat, Brokkoli, Paprika, Rosenkohl, Kohlrabi, Karotten oder Pilze.

Das Gericht kann einfach in ein vegetarisches Gericht verwandelt werden.

Viele Gewürze nutzen, um die Verdaulichkeit und Nährstoffvielfalt zu unterstützen. Gerne Zwiebeln, Lauchzwiebeln, frische Kräuter wie Petersilie, Schnittlauch, Basilikum und andere Kräuter der Saison verwenden.

Aufstriche

Aufstrich aus roten Linsen und getrockneten Tomaten

gelingt leicht | 4 Portionen | 30 min (davon 15 min Kochzeit)

Zutaten

250 g Linsen

5 getrocknete Tomatenscheiben

Lorbeerblatt

Salz, Pfeffer

Gewürze: Basilikum, Thymian, Oregano, Rosmarin

Sesamsamen oder andere Samen oder Kerne

Zubereitung

1. Die Linsen ca. 15 Minuten in Gemüsebrühe mit einem Lorbeerblatt garen.
2. Die getrockneten Tomaten hinzufügen und nach Geschmack Kräuter wie Basilikum, Thymian, Oregano oder Rosmarin sowie sowie Pfeffer und Salz hinzufügen. Alles zusammen pürieren.
3. Nach Geschmack Sesamsaat oder andere Samen oder Kerne auf das mit dem Aufstrich geschmierte Brot streuen.

Tipps

Pilze, Samen und Kerne hinzufügen.

Erbsen oder Möhren beigeben.

Mus aus Ei und Fisch

gelingt leicht | 4 Portionen | 20-30 min (und dazu 2 Stunden Ruhezeit)

Zutaten

600 g geräucherter Fisch

½ Zitrone

100 g Butter

Senf

6 Eier

Creme fraiche oder saure Sahne

Kräuter (Basilikum, Rosmarin, Thymian, Estragon)

Zubereitung

1. 6 Eier hart kochen.
2. Den geräucherten Fisch zum Beispiel Makrele, Lachs, Forelle oder Sardine von Gräten befreien.
3. Den Zitronensaft nach Geschmack zusammen mit kleingehackten Kräutern der Saison wie zum Beispiel Basilikum oder Zitronenthymian, Estragon oder Rosmarin und 100 g Butter vermengen.
4. Die hartgekochten Eier von der Schale befreien, feinhacken und untermengen.

5. Nach Geschmack Senf, Pfeffer und Salz, sowie 2 El saure Sahne oder Creme fraiche hinzufügen. Alles zu einem Mus verrühren und für ca. 2 Stunden in den Kühlschrank stellen.

Tipps

Dazu passt Salat der Saison, gegartes Gemüse der Saison mit Reis.

Gegebenenfall frischen Ingwer oder Meerrettich untermengen.

Nach Geschmack einige Pilze hinzufügen.

Aufstrich aus Roter Beete und Schafskäse

gelingt leicht | 4 Portionen | 45 min (davon 30 min Kochzeit)

Zutaten

2 mittelgroße Rote Beete

eine Zwiebel

100 g Feta

50 g Sonnenblumenkerne oder Kürbiskerne

2 EL Olivenöl

etwas Saft einer Zitrone

ein EL Honig

Salz

Pfeffer

Zubereitung

1. Die Rote Beete etwa 30 min gar kochen, anschließend von der Schale befreien und würfeln.
2. Die Zwiebel vorbereiten und grob würfeln. In heißem Olivenöl oder Schmalz kurz andünsten.
3. Die Roten Beete zusammen mit dem Schafskäse, Sonnenblumenkernen, Zwiebel, Honig und Olivenöl mit einem Stabmixer zu einer glatten Masse pürieren. Mit dem Zitronensaft und Gewürzen abschmecken.

Tipps

Weitere Gewürze und Kräuter wie Kümmel, Estragon, Meerrettich oder Ingwer hinzugeben.

Statt dem Schafskäse einen Apfel verwenden.

Heringssalat mit Apfelstücken

gelingt leicht | 4 Portionen | 45 min (davon 30 min Kochzeit)

Zutaten

200 g Heringsfilet

ein Apfel

2 Eier

Saft einer halben Zitrone

4 süß-saure Gewürzgurken

eine halbe Knolle Sellerie

eine kleine Zwiebel oder Schalotte

300 g Joghurt mit 9% Fett (griechische Art)

Agaven-Dicksaft

Salz

Pfeffer

Dill

Zubereitung

1. Den Sellerie reinigen und würfen. Anschließend kochen.
2. Die beiden Eier hart kochen, abkühlen lassen und schälen. Anschließend in Würfel schneiden.
3. Den Apfel vom Kerngehäuse befreien und würfeln.

4. Die Gewürzgurken ebenfalls kleinschneiden. Die Zwiebel fein würfeln. Die Heringsfilets in kleine Stücke schneiden.
5. Alle Zutaten in eine Schüssel geben und mischen, anschließend den Joghurt hinzugeben. Mit Dill , Salz und Pfeffer abschmecken.
6. Bei Bedarf den Heringssalat mit Zitronensaft und Agavendicksaft abschmecken. Anschließend 30 Minuten im Kühlschrank ziehen lassen.

Tipps

Den Heringssalat mit 2 Roten Beete und mit oder ohne der halben Sellerieknolle herstellen.

Nach Geschmack mehr oder weniger Joghurt oder Ei hinzufügen.

Viele Gewürze nutzen: mehr Dill hinzufügen. Essig statt der sauren Gurke nutzen.

Die Zwiebel in Ringe schneiden.

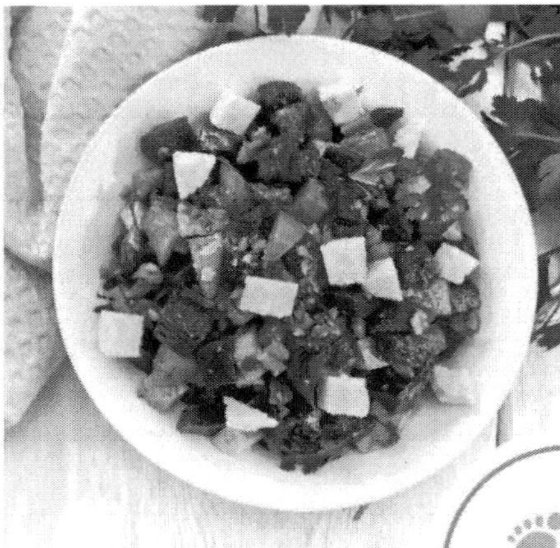
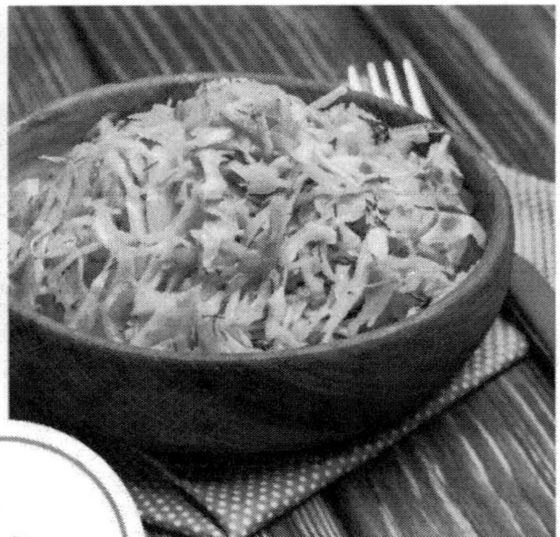

REZEPTE FÜR

SALATE & SUPPEN

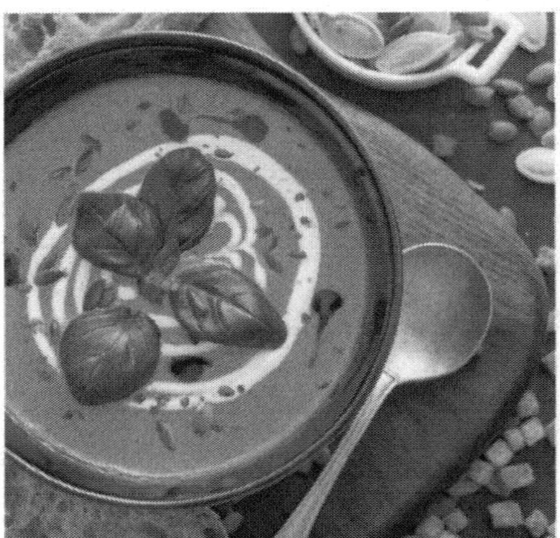
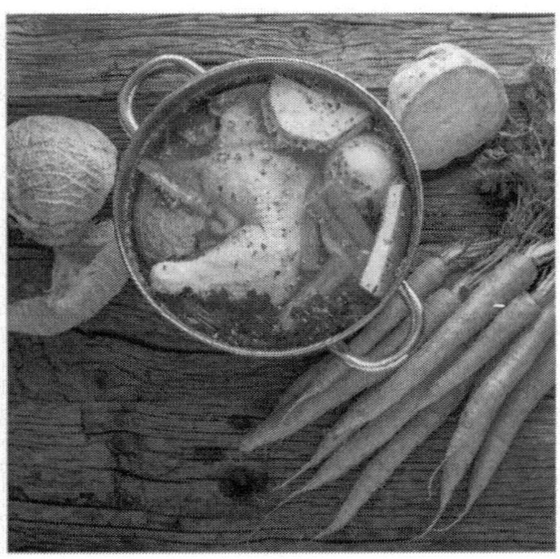

Salate

Rote Beete-Salat mit Apfel

gelingt leicht

4 Portionen

45 min (davon 35 min Kochzeit)

Zutaten

500 g Rote Beete

1 Apfel

3-4 EL Öl

8-10 EL Essig

bei Bedarf etwas Agavensirup zum Süßen

Kümmel

Zubereitung

1. Die Rote Beete von ihren Blättern lösen und die Knollen mit ihrer Schale in einem Topf geben. Die Knollen werden voll mit Wasser bedeckt 30-40 min (je nach ihrer Größe) gar gekocht.

   Die Knollen abgießen und abkühlen lassen. Anschließend die Haut von der Roten Beete abziehen. Die Rote Beete in mittelgroße Würfel schneiden und in eine Schüssel geben.

2. Den Apfel waschen und entkernen. Den Apfel mit seiner Schale in mittelgroße Würfel schneiden.

3. 8-10 EL Essig, zum Beispiel Weißweinessig und 3-4 EL Öl hinzugeben.
4. Alles gut verrühren. Je nach Geschmack mit Kümmel würzen und eine kleine Menge Agavensirup hinzugeben.
5. Im Kühlschrank mindestens 30 Minuten ziehen lassen.
6. Vor dem Servieren noch einmal Durchrühren und bei Bedarf mit Essig nachwürzen.

Tipps

Die Rote Beete benötigen je nach Größe 30-40 min Zeit um gar zu kochen. Die Knollen können für dieses Gericht bereits am Vortag gekocht werden und gekühlt lagern. So ist die Zubereitungszeit am nächsten Tag auf 10 Minuten verkürzt.

Im Kühlschrank ist dieser Salat ein paar Tage haltbar.

Varianten

Statt dem Apfel Rettich nehmen

Mit Schafskäse kombinieren

Ohne Kümmel und mit Petersilie anrichten

Nüsse, Samen oder Keimlinge darüber geben

Mit grünen Blattsalaten kombinieren

Im Sommer mit Erdbeeren mischen.

Spitzkohl-Krautsalat

gelingt leicht 4 Portionen 25 min

Zutaten

700 g Spitzkohl

Salz

Süße zum Beispiel Stevia oder Kokoszucker

50 ml Rotweinessig

2 EL Honig

50 ml Rapsöl

Pfeffer

1-2 TL Kümmel

eine kleine rote Zwiebel

Zubereitung

1. Den Spitzkohl vom Strunk befreien und in sehr feine Streifen hobeln oder schneiden. Mit Salz und einer Prise Zucker würzen und in eine Schüssel geben.
2. Aus Rotweinessig, Honig und Öl eine Vinaigrette anrühren, mit Salz und Pfeffer würzen.
3. Den Kümmel in einer Pfanne ohne Fett erhitzen, bis die Körner zu duften beginnen und springen. Dann mit einem Mörser grob zermahlen.

4. Die Zwiebel pellen, fein würfeln und mit dem Kümmel unter die Vinaigrette rühren.
5. Den Spitzkohl mit der Vinaigrette mischen und 10 Minuten ziehen lassen.
6. Vor dem Servieren je nach Geschmack mit Essig und Salz abschmecken.

Tipps

Anders als Weißkrautsalat muss man den zarten Spitzkohl nicht kneten.

Mit gebratenen Speckwürfeln ergänzen.

Einen halben Apfel in feine Streifen schneiden und dazugeben.

Das Rapsöl durch Walnussöl ersetzen.

Grünkohl-Graupen-Salat mit Beeren der Saison und Nüssen

gelingt leicht | 4 Portionen | 1,5 Stunden (davon 60 min Ruhezeit)

Zutaten

400 g Grünkohl

Saft von einer Zitrone

2 EL Olivenöl

ein Esslöffel weißer Balsamico Essig

200 g Gerstengraupen

ein Esslöffel Nüsse (nach Geschmack)

200 g Blaubeeren oder Beeren der Saison

Meersalz

Zubereitung

1. Den Grünkohl waschen und die großen Rippen entfernen, so dass die weichen Blattteile übrig bleiben.
2. Die Blätter grob hacken, in eine Schüssel geben und Zitronensaft, Olivenöl und Essig dazugeben. Eine Prise Meersalz zufügen.
3. Die Blätter 3 Minuten sorgfältig mit den Händen durchkneten und den Salat anschließend eine Stunde ruhen lassen.
4. Während dessen die Gerstengraupen laut Packungsanweisung garen, abtropfen lassen und mit etwas Meersalz würzen.

5. Die Beeren reinigen und zerkleinern.
6. Die Nüsse grob hacken und zusammen mit den Beeren unter die Graupen mischen.
7. Wenn der Grünkohl schön zart ist, die Blätter ebenfalls unter die Graupen heben und den Salat servieren.

Tipps

Statt der Graupen Reis, Quinoa, Cousous oder Bulgur nehmen.

Als Nüsse passen Pistazien gut.

Je nach Geschmack Pilze, Samen und andere Nüsse hinzufügen.

Hartgekochte Eier kleinschneiden und beimengen.

Statt Beeren andere süße Früchte mit Grünkohl kombinieren.

Reissalat mit mariniertem Lachs und Gemüse

gelingt leicht — 2 Portionen — Eine Stunde (davon 30 min Ruhezeit)

Zutaten

Ingwerknolle (1/2 cm)

200 g Lachsfilet

Saft einer halben Zitrone

ein EL Olivenöl

100 g Vollkornreis

5 Stangen grüner Spargel

100 g Erbsen und 100 g Zuckerschoten (oder 200 g Erbsen)

Koriander

Schnittlauch

Kresse oder Keimlinge

Zubereitung

1. Den Ingwer schälen und reiben oder in kleine Stücke schneiden. Den Lachs in sehr dünne Scheiben schneiden.
2. Den Zitronensaft mit dem Ingwer und dem Olivenöl mischen und den Fisch damit beträufeln.
3. 30 Minuten kalt stellen und marinieren lassen.
4. Inzwischen den Reis laut Packungsanweisung garen und unter kaltem Wasser abspülen.

5. Den Spargel bei Bedarf schälen und in etwa 4 cm lange Stücke schneiden.
6. Die Spargelstücke, Erbsen und Zuckerschoten waschen und 5 Minuten in einem Topf mit etwas Wasser garen.
7. Den marinierten Lachs mit dem Reis und dem Gemüse anrichten, mit Koriander, Schnittlauch und den Keimlingen bestreuen und servieren.

Tipps

Mit Nüssen bestreuen, beispielsweise mit Walnüssen oder Mandeln.

Den Reis durch Gerstengraupen oder Linsen ersetzen.

Einige Heidelbeeren oder Blaubeeren darüber streuen oder Apfelstückchen ergänzen.

Statt Erbsen, Feldsalat oder Chicoree-Salat benutzen.

Nuss-Trauben-Salat

gelingt leicht 2 Portionen 10 min

Zutaten

2 Handvoll Feldsalat

eine Handvoll Rauke (Rucola)

eine Handvoll grüne Trauben (ohne Kerne)

eine Handvoll rote Trauben (ohne Kerne)

2 Handvoll verschiedene Nüsse (ungesalzen)

1 mittelgroße Zwiebel

weißer Essig zum Beispiel Balsamico

Olivenöl

Salz

Pfeffer

Zubereitung

1. Zunächst in einer Pfanne die Nüsse ohne Fett anrösten. Währenddessen die Salatblätter waschen und in eine große Schüssel geben.
2. Die Nüsse anschließend grob zerkleinern und dem Salat beigeben.
3. Eine Zwiebel in Würfel schneiden und in einer Pfanne mit etwas Olivenöl bräunen.

4. In der Zwischenzeit die Trauben waschen, halbieren und in eine Schüssel geben.
5. Die Zwiebeln hinzufügen.
6. Zum Schluss noch Olivenöl und Essig hinzugeben. Mit Salz und Pfeffer abschmecken und servieren.

Tipps

Etwas Ziegenkäse oder Feta dazu geben.

Pilze oder Erbsen ergänzen.

Einige Kerne rösten und hinzufügen.

Mit frischen Kräutern oder anderen Früchten ergänzen.

Grüner Salat mit Saibling

gelingt leicht 4 Portionen 25 min

Zutaten

Salat der Saison

eine halbe Gurke

Salz

etwas Süße

1-2 TL Weißweinessig

eine kleine Zitrone

1-2 TL Senf

6 EL Olivenöl

Pfeffer

2 Saiblingsfilets je 240 g (ohne Haut und entgrätet)

ein halbes Bund Rauke (Rucola)

eine halbe rote Zwiebel

Zubereitung

1. Die Gurke mit einem Sparschäler in lange Streifen schneiden und mit einer Prise Salz, etwas Süße und dem Essig marinieren. Beiseite stellen.
2. Die Zitrone auspressen und aus dem Zitronensaft, dem Senf und Olivenöl eine Marinade anrühren. Mit einer Prise Salz, etwas Süße und Pfeffer würzen.

3. Die Saiblingsfilets mit einem scharfen Messer schräg in möglichst dünne Streifen schneiden und auf einer Servierplatte auslegen. Die Marinade über den Fisch löffeln und 10 Minuten ziehen lassen.
4. Die Rauke waschen und trocken schleudern. Die Gurkenstreifen mit der Rauke auf dem marinierten Saibling anrichten.
5. Die rote Zwiebel pellen und fein hobeln oder in dünne Streifen schneiden. Die Zwiebelringe mit Salz würzen und auf dem Gericht verteilen. Sofort servieren

Tipps

Der Saibling ein Lachsfisch mit relativ hohem Fettanteil. Er kann durch Lachs, Makrele oder Sardine ersetzt werden.

Zucchini statt der Gurke verwenden.

Frische Pilze in Scheiben schneiden und beigeben.

Gemischter Salat mit Hühnchen und Früchten

mittel-leicht 2 Portionen 25 min

Zutaten

200 g gemischter grüner Salat der Saison

2 reife Pfirsiche

eine rote Paprikaschote

200 g blaue kernlose Weintrauben

80 g Haselnüsse

400 g Hähnchenbrustfilet (ohne Haut)

6 EL Olivenöl

60 g Himbeeren

ein TL flüssiger Honig

2 EL Weißweinessig

Salz

gemahlener Pfeffer

Zubereitung

1. Den Salat vorbereiten und zerkleinern.
2. Die Pfirsiche waschen, trocken tupfen, halbieren, von dem Kern befreien. Das Fruchtfleisch in schmale Spalten schneiden.
3. Die Paprika säubern, halbieren und von den weißen Innenwänden befreien. In kleine Würfel schneiden.

4. Die Trauben waschen und halbieren.
5. Das Hühnerfleisch waschen, trocken tupfen und in schmale Streifen schneiden.
6. Die Nüsse grob hacken und in einer heißen Pfanne ohne Zugabe von Fett anrösten. Dann beiseite stellen. Die "Nusspfanne" nutzen, um das Hühnerfleisch mit zwei Esslöffel Öl rundum goldbraun anzubraten. Etwas mit Salz und Pfeffer würzen.
7. Für das Dressing die Himbeeren putzen und mit dem Honig und dem Essig pürieren. Das Fruchtpüree durch ein feines Sieb streichen und mit dem restlichen Olivenöl verrühren. Mit Salz und Pfeffer abschmecken.
8. Den Salat mit Obst, Nüssen dem Fleisch und der Paprika mischen und auf Tellern anrichten. Zum Schluss mit dem Dressing beträufeln.

Tipps

Einen hellen Essig mit relativ viel Fruchtsäure nutzen wie beispielsweise Apfelessig.

Statt der Weintrauben Blaubeeren nehmen.

Den Pfirsich durch Birne oder Apfel ersetzen.

Weitere Kerne oder Samen darüber streuen und andere Nüsse verwenden.

Das Dressing statt mit Himbeeren mit anderen süßen Beeren der Saison oder einer Beerenmischung zum Beispiel mit Johannisbeeren, Erdbeeren oder Kirschen herstellen.

Für einen herberen Geschmack Oliven hinzufügen.

Suppen Hühnerbrühe (mit Ei)

(mit Basis-Ansatz für Hühnerbrühe)

gelingt leicht

2 l Hühnerbrühe

2 Stunden (davon 90 min Kochzeit)

Zutaten

ein frisches Bio-Freilandhuhn mit Innereien

2 Bund Suppengrün

4 Zwiebeln

4 Stangen Staudensellerie

200 g Erbsen

2 Eier

3 Lorbeerblätter

5 Gewürznelken

ein TL schwarzer Pfefferkörner

ein TL Wacholderbeeren

ein gestrichener Esslöffel Meersalz

gegebenenfalls etwas Süße (Stevia)

Zubereitung

1. Das Huhn unter kaltem Wasser gründlich waschen. Die Innereien aus dem Beutel nehmen und kalt abspülen.
2. Das Suppengrün waschen und putzen. Den Lauch

3. längs halbieren und in das Huhn stecken. Die Möhren und den Sellerie grob würfeln.
4. Die Zwiebeln mit der Schale halbieren und in einer Pfanne auf den Schnittflächen mit etwas Butter dunkel anrösten.
5. Den Staudensellerie grob stückeln.
6. Das Huhn mit den Zwiebeln, dem Gemüse, den Innereien, Lorbeerblättern, Nelken, Pfefferkörnern, Wacholderbeeren und Salz in einen Topf geben und zwei Finger breit mit kaltem Wasser bedecken.
7. Die beiden Eier aufschlagen und Eiweiß und Eigelb in die Suppe hineinschlagen und verrühren.
8. Langsam aufkochen und bei milder Hitze offen 90 Minuten vor sich hin köcheln lassen.
9. Die Brühe abkühlen lassen und wahlweise durch ein feines Sieb oder für eine besonders klare Brühe durch ein Handtuch passieren. Das Fleisch des gehäuteten Huhns abzupfen und schneiden. Als Suppeneinlage zurück geben oder für Hühnerfrikassee verwenden.

Tipps

Die Innereien müssten nicht mitkochen, sie unterstützen aber die Aromabildung und geben sehr viele wertvolle Nährstoffe ab.

Die Brühe lässt sich sehr gut in kleinen Portionen einfrieren.

Man kann die Suppe zum Servieren mit Kartoffeln oder Reis ergänzen.

Je nach Geschmack kann man die Gemüseeinlage auch variieren und mit verschiedenen anderen Gewürzen abschmecken.

Zum Schluss gern gehackte Petersilie hinzugeben.

Die Hühnerbrühe ohne die beiden Eier herstellen.

Die Hühnerbrühe kann vielseitig eingesetzt und variiert werden.

Für ein Hühnerfrikassee (siehe S. 142) können nach Geschmack können Kapern hinzugefügt werden.

Auch Möhren, Erbsen und Spargel oder Champignons können in verschieden großen Mengen nach Geschmack ergänzt werden.

Tomatensuppe mit Lorbeer-Basilikum

gelingt leicht 4 Portionen 20 min

Zutaten

1,5 kg Tomaten

2 EL Öl (Kokos- oder Olivenöl)

2 Zwiebeln

Saure Sahne oder Creme fraiche

ein Lorbeerblatt

Schale einer Zitrone

Basilikum

Zubereitung

1. Die Zwiebeln fein würfeln und in 2 El Öl glasig dünsten.
2. Die Tomaten mit Schale klein schneiden und hinzufügen. Alles zusammen aufkochen lassen.
3. Salz und Pfeffer sowie ein Lorbeerblatt und
4. etwas Zitronenschale hinzufügen.
5. Weitere 15 min köcheln lassen und dann 1 – 2 El saure Sahne oder Creme fraiche hinzufügen.
6. Mit frisch gehacktem Basilikum nach Geschmack verfeinern.

Tipps

Saisonal können auch konservierte Tomaten aus der Dose verwendet werden. Auch Tomatenmark kann zur Unterstützung des Geschmackes hinzugegeben werden.

Verschiedene Kerne rösten und hinzufügen.

Mit frischem Ingwer verfeinern.

Gekochten Reis als Einlage verwenden.

Mit Kresse garnieren oder etwas Ingwer hinzufügen für mehr Schärfe.

Die Tomatensuppe kann auch kalt gegessen werden.

Gemischte Pilzsuppe

gelingt leicht | 4 Portionen | 45 min (davon 30 min Einweichzeit)

Zutaten

eine kleine Zwiebel

250 Champignons

50 g Steinpilze (getrocknet)

50 ml Weißwein

40 g Dinkelmehl

etwas Schale von einer Zitrone

3-4 EL süße oder saure Sahne

3 EL Olivenöl

400 ml Gemüsebrühe (gegebenenfalls mit einem Bio-Brühwürfel herstellen)

frische Petersilie

Salz

Pfeffer

Zubereitung

1. Die getrockneten Steinpilze waschen und in einem kleinen Topf mit warmen Wasser für etwa 30 Minuten einweichen. Danach abseihen und Einweichwasser aufheben.

2. Die Zwiebel schälen und grob würfeln, die Champignons schneiden.
3. Das Olivenöl in einem Topf erhitzen, die Zwiebelwürfel darin leicht anrösten, dann dann Champignons und Steinpilze beifügen und kurz mit rösten.
4. Mit Brühe und etwas Einweichwasser aufgießen und etwa 15 Minuten bei mittlerer Hitze köcheln lassen bis alles weich ist.
5. In der Zwischenzeit die Sahne und das Mehl vermischen und mit dem Weißwein zur Suppe geben. Alles einmal aufkochen lassen und mit einem Stabmixer glatt pürieren.
6. Zum Schluss mit der Zitronenschale, Salz und Pfeffer gut abschmecken und die fertige Suppe mit Petersilie bestreuen.

Tipps

Steinpilz- und Champignon-Mengen verändern.

Spargelsuppe mit Fisch

gelingt leicht | 4 Portionen | 45 min

Zutaten

500 g Spargel

30 g Dinkelmehl

60 g weiche Butter

250 g Fisch (zum Beispiel Lachs oder Kabeljau)

Schlagsahne

Salz

Pfeffer

Muskatnuss

1-2 EL Zitronensaft

Zubereitung

1. Den Spargel schälen. Die Enden knapp abschneiden und mit den Spargelschalen gemeinsam in einen Topf geben. Mit 1 l Wasser bedecken, aufkochen lassen und eine Minute kochen.
2. Den Topf vom Herd nehmen und 10 Minuten ziehen lassen. Anschließend die Schalen und Spargelenden heraus schöpfen und entsorgen.
3. Den Fisch vorbereiten und leicht braten. Anschließend abkühlen lassen und auseinander zupfen.

4. Den Spargel in 3-4 cm lange Stücke schneiden. Spargelsud nochmals aufkochen lassen und die Spargelstücke darin 5 Minuten garen. Herausnehmen und unter kaltem Wasser abtropfen lassen und beiseite stellen. Den Spargelsud wieder aufkochen.
5. Das Mehl mit 30 g weicher Butter glatt rühren und mit einem Schneebesen in den Spargelsud einrühren. Aufkochen und 3 Minuten lang kochen lassen.
6. Schlagsahne hinzu gießen und 3-5 Minuten dicklich einkochen.
7. Die übrige Butter in einer großen Pfanne schmelzen und die Spargelstücke darin bei milder Hitze 3 Minuten schwenken. Mit Salz würzen.
8. Den Fisch und die Spargelstücke nun in die Suppe geben und die Suppe mit Salz, Pfeffer und einer kleinen Prise Muskatnuss abschmecken.
9. Den Zitronensaft nach Geschmack hinzufügen.

Tipps

Fast alle Fischsorten und Meeresfrüchte passen sehr gut zu Spargel. Darunter neben Lachs oder Kabeljau auch Zander, Lachsforelle oder Nordseekrabben. Auch geräuchert passt Fisch sehr gut zur Spargelsuppe.

Die Spargelsuppe kann auch als vegetarische Suppe pur oder mit Erbsen als Einlage genossen werden.

Möhrensuppe mit leicht verdaulichen roten Linsen

gelingt leicht 4 Portionen 30 min

Zutaten

400 g Möhren oder Pastinaken

400 g rote Linsen

eine Zwiebel

Öl (Olivenöl)

Gemüsebrühe oder ein Bio-Brühwürfel

Zitronenschale

Saure Sahne oder Creme fraiche

Salz, verschiedene Kräuter passen wie Petersilie, Kümmel, Koriander und Ingwer

Zubereitung

1. Die Zwiebel von der Schale entfernen und klein hacken.
2. 2 EL Öl (Olivenöl oder Kokosöl) erhitzen und die Zwiebelwürfel hinzufügen und glasig dünsten.
3. Mit etwa einem Liter Brühe aufgießen und etwas geriebene Zitronenschale und einige Gewürze je nach Geschmack beimengen. Dann die Möhren und Linsen hinzufügen. 10 – 15 Minuten köcheln lassen.
4. 1-2 EL saure Sahne oder Creme fraiche unterrühren.

5. Mit etwas frischen, feingehackten Liebstöckel oder Petersilie garnieren, untermengen und nach Geschmack etwas nachsalzen.

Tipps

Je nach Jahreszeit auch schärfer oder weihnachtlicher würzen mit Ingwer oder Zimt.

Mit Liebstöckel und Petersilie servieren.

Rinder- oder Knochenbrühe mit verschiedenen Einlagen

(mit Basis-Ansatz für eine klare Fleischbrühe)

gelingt leicht — 2 l Brühe — 3 Stunden (davon etwa 2,5 Stunden Kochzeit)

Zutaten

1 kg Rinderknochen ohne Mark (klein gehackt)

500 g mageres Rindfleisch (aus dem Hals, der Brust oder der Wade)

1,5 l Wasser

Salz

eine Zwiebel mit Schale

ein Bund Suppengrün

ein halbes Lorbeerblatt

Zubereitung

1. Die Knochen und das Fleisch waschen.
2. Die Zwiebel mit Schale halbieren und an den Schnittflächen anrösten.
3. Das Suppengrün vorbereiten.
4. Die gereinigten Knochen und das Fleisch in einem Suppentopf mit 1,5 Liter kaltem Wasser zum Kochen bringen. Beim Kochen entstehenden Schaum immer wieder abschäumen.

5. Alle übrigen Zutaten dazugeben und zugedeckt für 2-3 Stunden köcheln, bis das Fleisch weich ist. Inzwischen mehrmals abschäumen.
6. Das Fleisch herausnehmen und die Brühe durchsieben. Diese Zubereitung ergibt eine kräftige Fleischbrühe.

Varianten

Knochenbrühe: Eine helle Knochenbrühe bereitet man wie eine Fleischbrühe zu. Man nimmt dazu 1-2 kg Rinderknochen , jedoch ohne Fleisch. Wünscht man sich eine besonders kräftige

Brühe, so röstet man Knochen, die halbierte Zwiebel und das Suppengrün eventuell mit etwas Fleisch zuerst in Schmalz oder Kokosfett an.

Tipps

Legt man wert auf saftiges Fleisch, dann legt man die Knochen zuerst ins kalte Wasser, wartet bis sie aufkochen und gibt dann erst das Fleisch dazu. Das Fleisch wird klein gewürfelt als Suppeneinlage oder als Hauptgericht gegessen.

Viele saisonale Kräuter verwenden.

Übrige Suppe einfrieren und zu anderen Gelegenheiten verwenden.

Einlagen für die Suppe

Jede Art von Gemüse, Eigelb oder Eiweiß können der Suppe beigemengt werden, Eierstich mit Schnittlauch und Petersilie sowie

Fleischklößchen, oder Grießnockerl, Leberknödel, Spätzle, geröstete Haferflocken, Kürbiskerne oder geröstete Brotwürfelchen (Croutons)

Pfannkuchen eignen sich als Suppeneinlage.

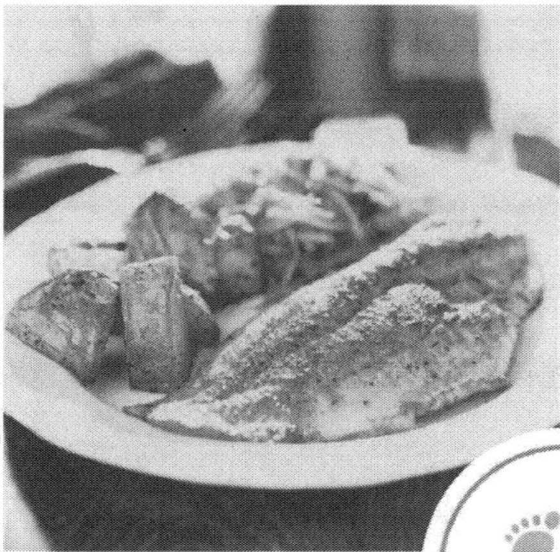
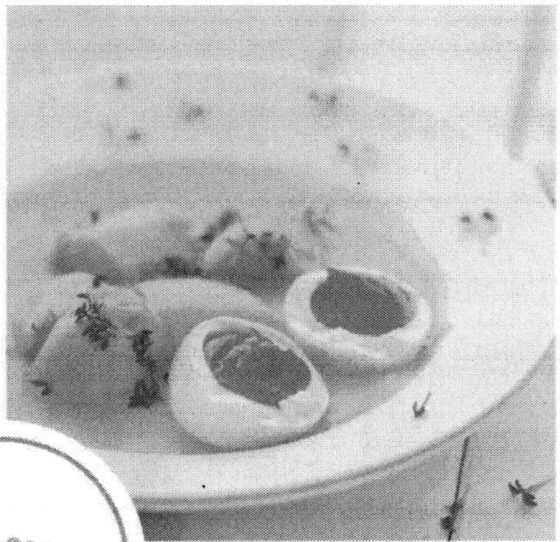

REZEPTE FÜR

HAUPTGERICHTE

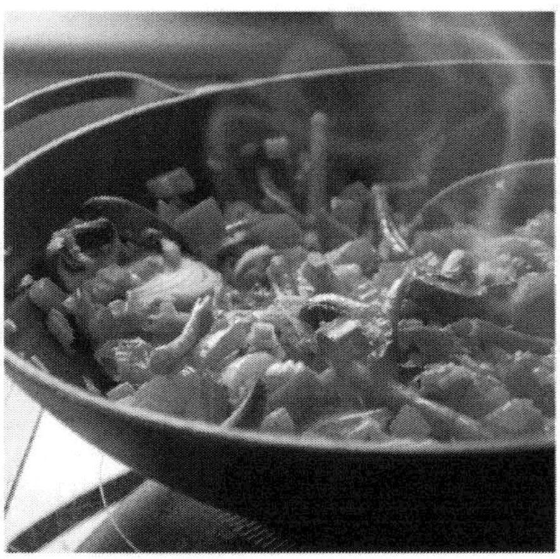
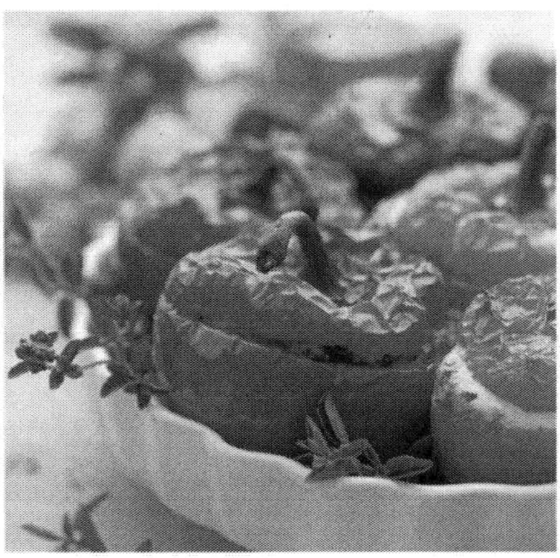

Hauptgerichte

Rosenkohl mit Birne, Hähnchenbrust und Nüssen

mittel-leicht | 4 Portionen | 45 min (davon 25 min Garzeit)

Zutaten

500 g Rosenkohl

4 Hähnchenbrustfilets je 150 g

eine Prise Muskatnuss

ein Bund Kerbel

2 Birnen

ein EL Walnussöl (oder anderes Öl)

eine Handvoll Walnusskerne

Salz

Pfeffer

Muskatnuss

Zubereitung

1. Den Rosenkohl waschen und am Strunk etwas abschneiden. Gegebenenfalls die äußeren welken Blätter entfernen. Die Röschen halbieren.

2. Die Hähnchenbrustfilets mit etwas Salz und Pfeffer sowie wenig Muskatnuss würzen und einige Kerbel-Stängel darauf legen.
3. Die Filets leicht in Butter oder Kokosöl anbraten und 10 Minuten im Ofen warm halten.
4. Den Rosenkohl 10-15 Minuten kochen.
5. Die Birnen waschen, von ihrem Kerngehäuse befreien und in dünne Spalten schneiden.
6. Den restlichen Kerbel waschen, trocknen und die Blättchen vom Stängel zupfen. Mit dem Walnussöl (oder anderem Öl), der Hälfte der Walnusskerne und zwei Esslöffel Wasser in einem Mixer pürieren und etwas salzen.
7. Den gegarten Rosenkohl mit den Birnenspalten und der in Stücke geschnittenen Hähnchenbrust auf den Tellern anrichten, mit den restlichen Walnusskernen bestreuen, salzen, pfeffern und mit dem Kerbelpesto servieren.

Tipps

Cashewkerne, Pistazien oder Kürbiskerne statt der Walnüsse nehmen.

Den Kerbel durch Petersilie, Bohnenkraut, Estragon oder Thymian ersetzen.

Chinakohl oder Chicoree-Salat statt der Birne nehmen.

Hühnerfrikassee

ganz einfach (mit Hühnerbrühe)

4-6 Portionen

30 min (und 2 Stunden für die Hühnerbrühe)

Zutaten

Fertig zubereitete Hühnerbrühe (Zubereitung siehe S. 126)

150 g braune Champignons

60 g Butter

40 g Mehl (zum Beispiel Dinkelmehl), gesiebt

1/8 l trockener Weißwein (auch alkoholfrei - wobei der Alkohol beim Kochen abgebaut wird) zum Beispiel Silvaner oder Grauburgunder

500 g Spargel

300 g frische Erbsen in der Schote oder Tiefkühlerbsen

250 g Schlagsahne

Meersalz

Peffer

Zubereitung

1. Die Hühnerbrühe am besten vom Vortag herstellen. 700 ml kalte Hühnerbrühe abmessen. Das gekochte Hühnerfleisch in passende Stücke schneiden.
2. Die Champignons putzen und vierteln. Butter in einem Topf schmelzen und die Champignons darin andünsten.

3. Das gesiebte Mehl mit einem Schneebesen unterrühren und leicht bräunen. Dazu den Wein langsam und unter ständigem Rühren hinzufügen. Mit der Hühnerbrühe auffüllen und aufkochen. 10 Minuten offen kochen lassen.
4. Inzwischen den Spargel schälen, die Enden abschneiden und die Stangen in kurze Stücke schneiden.Die Erbsen aus den Schoten pulen.
5. Die Schlagsahne zur Brühe geben und aufkochen lassen. Den Spargel hinzufügen und 5 Minuten offen kochen lassen. Die Erbsen dazugeben und weitere 3 Minuten kochen. Das Hühnerfleisch hinzufügen und nochmals 1 Minute kochen. Mit Salz und Pfeffer würzen und abschmecken.

Tipps

Mit Reis oder Kartoffeln servieren, ggf. einige Kapern hinzufügen.

Ingwer oder Knoblauch für eine leichte Schärfe hinzufügen.

Einige Möhren hinzufügen.

Gemüse-Eintopf mit Steckrüben

gelingt leicht | 2 l Eintopf | 100 min (davon 80 min Kochzeit)

Zutaten

eine mittelgroße Steckrübe etwa 1 kg

500 g Möhren

2 große Gemüsezwiebeln

700 g vorwiegend festkochende Kartoffeln

2 EL Schmalz, Butter oder Kokosfett

150 g Speckwürfel

ein Lorbeerblatt

Salz

Pfeffer

zum Süßen zum Beispiel Birkenzucker, Stevia

gegebenenfalls etwas Essig

Frische Kräuter der Saison

Zubereitung

1. Die Steckrübe schälen und würfeln. Die Möhren waschen, bei Bedarf schälen und klein schneiden. Die Kartoffeln schälen und ebenfalls würfeln. Die Zwiebeln von der Schale befreien und würfeln.

2. Den Schmalz, Butter oder Kokosfett auf dem Boden des großen Topfes (oder eines Bräters) erhitzen und die Speckwürfel darin glasig dünsten. Die Zwiebeln hinzufügen.
3. Gemüse und Lorbeerblatt zugeben, mit Salz, Pfeffer und einer Prise Süße würzen und glasig dünsten.
4. Mit 2,5 l Wasser auffüllen und offen 80 Minuten sanft köcheln lassen. Vor dem Servieren noch einmal mit Salz und Pfeffer würzen und je nach Wunsch mit etwas Essig abschmecken. Zum Schluss noch frische Kräuter der Saison hinzufügen.

Tipps

Statt des Specks kann man geräucherte Kochwurst verwenden.

Mit ein paar Piment-Körnern kochen.

Je nach Saison weitere Gewürze verwenden.

Für mehr Schärfe etwas Ingwer hinzugeben.

Eier in Senfsoße

gelingt leicht | 2 Portionen | 30 min

Zutaten

4-6 Stück Eier

500 g Kartoffeln

5 EL Senf (mittelscharf)

2 EL Butter

3 EL Dinkelmehl

eine Zwiebel

Petersilie

Salz

Pfeffer

etwas Zitronensaft

Zubereitung

1. Die Eier hart kochen und in der Zwischenzeit abkühlen lassen. Die Schale entfernen.
2. Die Kartoffeln schälen und mit etwas Wasser und Salz ca 15 Minuten gar kochen.
3. Die Zwiebel schälen und würfeln oder fein reiben.
4. Für die Senfsoße: Etwas Butter, Schmalz oder Kokosfett erhitzen und leicht bräunen. Nun das Mehl hinzugeben und unter

kräftigem Rühren bräunen. Dann die Zwiebel hinzufügen und andünsten. Mit etwa 500 ml Wasser unter Rühren ablöschen, aufkochen und 5 Minuten in der Hitze fertig garen.

5. Etwas Flüssigkeit abnehmen und den Senf darin separat verrühren und anschließend in die Soße unterrühren. Mit Salz, Pfeffer und Zitronensaft abschmecken.
6. Die Eier zum Schluss direkt in die Soße geben oder auf den Teller legen. Am Ende die gehackte Petersilie drüberstreuen.

Tipps

Nach Geschmack mehr Zwiebeln oder mehr Senf verwenden. Viel Petersilie hinzufügen. Für intensiveren Geschmack einige Kapern in die Soße geben.

Die Soße mit Pflanzenmilch statt mit Wasser zubereiten.

Etwas Sahne zum Verfeinern in die Soße geben.

Gebratener Kräuter-Fisch

gelingt leicht | 2 Portionen | 30 min

Zutaten

2 Fischfilets (Lachs oder Forelle)

⅛ l Weisswein

Saft einer halben Zitrone

Kräuter wie Basilikum, Thymian, Rosmarin, Petersilie

Currypulver

Senf

2 EL Creme fraiche

Zubereitung

1. Je Person ein Fischfilet waschen und trocken tupfen.
2. In einer Pfanne ausreichend Butterschmalz oder Kokosfett erhitzen. Das Fischfilet nach Geschmack leicht salzen und pfeffern. Das Fischfilet anbraten. Ist an einer Seite noch Haut vorhanden, diese Seite zuerst anbraten.
3. Aus dem Bratenansatz eine Sauce zubereiten:
   - Den Bratenansatz mit etwas Weisswein und Zitronensaft ablöschen. Einige frische, gewaschene und klein gehackte Gartenkräuter wie Basilikum oder Thymian, Rosmarin oder Petersilie hinzufügen.
   - Eine Prise Paprika-Pulver hinzufügen und 2 El Creme fraiche unterrühren.

- Nach Geschmack mit etwas Currypulver und/oder Senf abschmecken und salzen.

4. Die Soße nach Geschmack mit Sahne verfeinern und verlängern.

Tipps

Dazu passt gegartes Gemüse der Saison, Ofengemüse oder Reis und Kartoffeln.

Fenchelgemüse mit Walnüssen

gelingt leicht 2 Portionen 30 Minuten

Zutaten

2 Fenchelknollen

Olivenöl oder Sonnenblumenöl

100 ml Gemüsebrühe (selbstgemacht oder mit Bio-Brühwürfel)

ein Stück Ingwerknolle ½ cm

Muskatnuss

Saft von einer halben Zitronen

Paprika-Pulver

Walnüsse

Zubereitung

1. Die Fenchelknollen waschen, halbieren und in feine Streifen schneiden (auch das Fenchelgrün mit verwenden). In etwas Öl leicht andünsten.
2. Ein wenig Gemüsebrühe hinzufügen und die sehr fein geschnittene oder geriebene Ingwerknolle hinzugeben.
3. Mit etwas Muskatnuss und Salz würzen. Etwas Zitronensaft und eine Prise Paprika nach Geschmack beigeben und alles etwa 15 Minuten dünsten.
4. Zum Anschluss geröstete Walnüsse (eine einer Pfanne ohne Fett erhitzen bis es aromatisch duftet) nach Geschmack darüber streuen.

Tipps

Tomaten dünsten und gemeinsam im Ofen garen, mit Basilikum und Zitrone garnieren.

Dazu passt eine Getreidebeilage wie Reis, Hirse, Gerstengraupen und eine Beilage aus Hülsenfrüchten wie Bohnen oder Linsen.

Mangold-Gemüse mit Rosinen

gelingt leicht | 4 Portionen | 20 Minuten

Zutaten

400 g Mangold

Salz

eine rote Zwiebel

eine Knoblauchzehe

40 g Butter

eine halbe Stange Zimt (oder Zimtpulver)

1-2 EL Rosinen

ein TL Honig

Pfeffer

Zubereitung

1. Den Mangold putzen und in lauwarmem Wasser waschen, dann trocken schleudern. Die Stiele von den Blättern trennen und die Stiele in Stücke schneiden und in Salzwasser 3 Minuten garen, abgießen und kalt abschrecken.
2. Die Zwiebel pellen und in Streifen schneiden. Den Knoblauch pellen und fein würfeln.
3. Die Butter in einem großen Topf schmelzen, die Zwiebel, den Knoblauch, sowie Zimt und Mangoldstiele darin andünsten.

4. Die Mangoldblätter mit den Rosinen zugeben, etwas salzen und die Blätter unter Rühren zusammenfallen lassen.
5. Honig zugeben und fünf weitere Minuten unter Rühren schmoren. Zum Schluss das Gemüse mit Salz und Pfeffer abschmecken.

Tipps

Mangold findet man in verschiedenen Farben, die Unterschiede sind aber eher optischer Art.

Zum Gemüse passt Fisch. Auch Kartoffeln oder Kartoffelpüree können schmecken gut zum Mangold-Gemüse.

Einige Nüsse oder Samen beigeben.

Je nach Geschmack mit weiteren Kräutern würzen.

Reiscurry mit Mandeln

gelingt leicht 2 Portionen 45 Minuten

Zutaten

200 g Reis

Currymischung

3-4 EL Olivenöl

3 Zwiebeln

Saft einer halben Zitrone

Mandeln

Schnittlauch

frische Kräuter wie Rosmarin oder Thymian

Zubereitung

1. 2-3 El Öl in einem großen Topf erhitzen. Darin etwa 3 fein gehackte Zwiebeln andünsten und eine Currymischung (gern etwas schärfer) hinzufügen.
2. Den rohen Reis hinzufügen und leicht anbraten.
3. Salz und Zitronensaft nach Geschmack hinzufügen. Die Kräuter zum Beispiel Rosmarin oder Thymian hinzugeben.
4. Eine Handvoll gehackte Mandeln und einige Halme Schnittlauch miteinander vermengen und beigeben.
5. Mit kochendem Wasser oder Brühe alles gut bedeckt aufgießen. Je nach Reissorte 15- 40 Minuten köcheln.

Tipps

Getrocknete Früchte oder Sultaninen und Rosinen verwenden und das Gericht etwas süßer genießen.

Dazu passt Gemüse der Saison oder geräucherter Fisch.

Pellkartoffeln mit Kräuterquark und Leinöl

sehr leicht | 4 Portionen | 30 min (davon 20 min Kochzeit)

Zutaten

1 kg Pellkartoffeln

1-2 TL Kümmelsaat

Salz

ein großes Bund Gartenkräuter zum Beispiel Petersilie, Kerbel, Dill, Sauerampfer, Estragon oder Bohnenkraut

ein Bund Schnittlauch

750 g Quark (20 % Fett)

3-4 EL Leinöl (wahlweise Rapsöl)

Pfeffer

Zubereitung

1. Die mittelgroßen Kartoffeln reinigen und mit Schale und von Salzwasser voll bedeckt weich kochen.
2. Für den Quark die Kümmelsaat in einer Pfanne erhitzen bis sie knisternd zu zerspringen beginnt. Leicht abkühlen lassen und die Körner zerkleinern oder mahlen.
3. Die Kräuter hacken, den Schnittlauch in Röllchen schneiden und sofort mit dem Quark verrühren.
4. Die Kümmelsaat und die 3-4 Esslöffel Leinöl unter den Quark rühren und mit Salz und Pfeffer würzen.

5. Die Kartoffeln abgießen und mit dem Quark servieren.

Tipps

Übrige Pellkartoffeln in einer Tortilla (Frittata) mit Eiern verbacken.

Am besten eignen sich dafür festkochende oder vorwiegend festkochende Kartoffelsorten wie beispielsweise Linda, Cilena, Annabel oder Mirabell.

Ratatouille (Gemüseeintopf)

mittel-leicht | 6 Portionen | 60-75 min (davon 30 min schmoren oder 45 min im Ofen)

Zutaten

6 EL Olivenöl

600 g Auberginen

500 g Paprikas

500 g Zucchini

500 g feste Tomaten

Salz

Pfeffer

ein Bund Basilikum

2 Knoblauchzehen

Zubereitung

1. Das Gemüse vorbereiten, die Auberginen würfeln, die Paprika in Achtel geschnitten, die Zucchini in fingerbreite Streifen schneiden und die Tomaten vierteln. Das Basilikum hacken und den Knoblauch von der Schale befreien und zerdrücken.
2. Das Olivenöl in einer Bratpfanne oder im Schmortopf erhitzen. Nacheinander die Gemüse in der oben aufgeführten Reihenfolge jeweils für sich kurz anbraten und beiseite stellen.

3. Die angebratenen Gemüse schichtweise in einem gut schließenden Topf (oder Bräter) füllen, als unterste und oberste Schicht jeweils Auberginen.
4. Die einzelnen Schichten mit Salz, Pfeffer, Basilikum und Knoblauch würzen.
5. Das Gemüse zugedeckt auf dem Herd bei schwacher Hitze etwa 30 Minuten weich schmoren, ohne umzurühren oder im vorgeheizten Ofen bei 180° etwa 45 Minuten garen.

Tipps

Mit angebratenen Zwiebeln ergänzen.

Frische Kräuter, Rosmarin und Zitronensaft hinzugeben.

Mit kurz gebratenem oder gegrillten Fisch ergänzt es sich hervorragend.

Ratatouille kann als Vorspeise oder Hauptgericht gegessen werden.

Auch kalt schmeckt das Gericht sehr gut.

Grünkohl mit geräucherter Kochwurst

gelingt leicht | 6 Portionen | 2 Stunden und 45 min (davon 2 Stunden Garzeit)

Zutaten

8 geräucherte Kochwürste

400 g magerer Bauchspeck am Stück

2 Lorbeerblätter

2 Beutel Grünkohl (je ein Kilo)

Salz

4 große Zwiebeln

100 g Schweine- oder Gänseschmalz

etwas Süße

ein Kilo kleine festkochende Kartoffeln

eine große mehlig kochende Kartoffel (etwa 200 g)

Rapsöl

Senf

Zubereitung

1. Den Bauchspeck und die Lorbeerblätter in 1 l Wasser zugedeckt 45 Minuten garen.
2. Währenddessen den Grünkohl portionsweise in lauwarmen Wasser gründlich waschen. Die groben Strümpfe entfernen und das Blattwerk mundgerecht zupfen. In kochendem Salzwasser

kurz aufkochen, herausnehmen und in kaltem Wasser abschrecken. Kohl trocken ausdrücken.

3. Die Zwiebeln pellen, würfeln und in einem großen Topf in heißem Schmalz farblos andünsten.
4. Die Hälfte des Kohls zugeben, mit Salz und zwei Esslöffel Süße würzen.
5. Den Bauchspeck aus dem Kochsud heben und oben aufsetzen, übrigen Kohl dazugeben, salzen. Zugedeckt etwa 40 Minuten bei mittlerer Hitze garen. Den Deckel abnehmen und 40 weitere Minuten offen kochen.
6. Unterdessen die festkochenden Kartoffeln (nicht die mehlig kochende) waschen und in Salzwasser bissfest garen (das dauert je nach Größe 15-25 Minuten). Dann kalt abschrecken, auskühlen lassen und pellen.
7. Die Schweinebacke aus dem Grünkohl nehmen und zugedeckt warm stellen.
8. Die große Kartoffel schälen, roh fein reiben und unter den Grünkohl rühren. Dies nun 10 Minuten zugedeckt kochen lassen (dabei bindet die Kartoffeln Grünkohl ganz leicht).
9. Die Würste untermengen und 15 Minuten zugedeckt garen.
10. Während dessen die gepellten Kartoffel in heißem Öl rundum braun braten, je nach Geschmack mit ein Esslöffel Süße bestreuen und weiter braten, bis sie glänzend karamellisieren.
11. Den Bauchspeck in Scheiben schneiden und mit den Grünkohlwürsten servieren.

Tipps

Zusätzlich Schweinebacke mit dem mageren Speck zusammen garen.

Grünkohl schmeckt am besten nach dem ersten Frost.

Grünkohl lässt sich wunderbar am nächsten Tag essen und auch einfrieren.

Statt der süßen Kartoffeln Salzkartoffeln anbraten und servieren.

Scharfen Senf anbieten.

Den Grünkohl als Beilage ohne Fleisch mit mehr Zwiebeln herstellen. Mit Knoblauch würzen.

Forelle mit Sauerampfer/Petersilie, Erbsen und Möhren

mittel-leicht 2 Portionen 25 min

Zutaten

300 g frische Erbsen mit Schote (wahlweise 100 g Tiefkühl-Erbsen)

Salz

2 fingerdicke Möhren

50 g Petersilie

100 g Sauerampfer (oder Petersilie)

etwas Süße

2 Forellen (-filets) je 140-160 g

3 EL Dinkelmehl

3 El Öl (Oliven- oder Rapsöl)

60 g kalte Butter

1-2 EL Sauerklee und Erbsensprossen

Zubereitung

1. Die Erbsen pulen und in Salzwasser 3 Minuten kochen. Dann in kaltem Wasser abschrecken, abtropfen und beiseite stellen. Die Möhren schälen und in feine Streifen schneiden oder als Röllchen schneiden.
2. Die Petersilie und den Sauerampfer mit etwa 80 ml Wasser und einen Tl Süße pürieren und in einen Topf geben.

3. Den Backofen auf 80° vorheizen.
4. Die Forellen(-filets) unter kaltem Wasser abspülen, trocken tupfen und mit Salz würzen. In Mehl wenden, abklopfen und in einer Pfanne in heißem Öl bei mittlerer Hitze 6-8 Minuten braten, dabei einmal wenden. Den Fisch auf einer Platte im Ofen warm stellen.
5. 20 g kalte Butter in einem Topf schmelzen, die Möhren mit den Erbsen zugeben, mit Salz und etwas Süße abschmecken. Anschließend 3 Minuten unter Rühren schmoren.
6. 40 g kalte Butter in Würfel schneiden. Den Sauerampfer oder die Petersilie gut aufkochen, die Butterwürfel mit einem Schneebesen einrühren und schmelzen (dabei bindet die Sauce ganz leicht). Die Sauce mit Salz würzen und mit dem Pürierstab aufschäumen. Den Sud auf vorgewärmte Teller träufeln und die Fischfilets mit Möhren und Erbsen darauf anrichten.

Tipps

Einen anderen Fisch verwenden.

Statt der Möhren Spargel verwenden.

Andere frische Kräuter hinzufügen.

Gefüllte Paprika mit Hackfleisch

mittel-leicht

4 Portionen

45 min (davon 30 min Backzeit)

Zutaten

2 rote und 2 gelbe Paprikaschoten

eine Zwiebel

150 g Vollkornreis

Salz

ein halbes Bund Lauchzwiebeln

ein EL Olivenöl

400 gemischtes Hackfleisch

Pfeffer

50 g Tomatenmark

350 l Milliliter Gemüsebrühe (gegebenenfalls einen Bio-Brühwürfel verwenden)

Zubereitung

1. Die Paprikaschoten waschen und jeweils das obere Viertel abschneiden und als Deckel verwenden. Den Deckel und Schoten putzen. Zwiebeln schälen und fein würfeln.
2. Den Reis in kochendem Salzwasser nach angegebener Kochzeit garen.
3. Die Lauchzwiebeln waschen, putzen und in Ringe schneiden.

4. Das Öl in einer Pfanne erhitzen. Das Hackfleisch darin kurz anbraten. Mit Salz und Pfeffer würzen.
5. Das Tomatenmark, 150 ml Brühe und die Lauchzwiebelringe einrühren. Noch mal 2-3 Minuten köcheln lassen.
6. Den Reis abgießen und mit der Hack vorsichtig vermengen. Die fertige Masse in die vier Paprikaschoten füllen. Der fertigen Paprikaschoten in eine ofenfeste Form stellen und die restliche 150-200 ml Brühe angießen.
7. Die gefüllten Schoten auf die untere Schiene im vorgeheizten Backofen (200° C, Umluft 175° C) für etwa 30 Minuten backen. Falls die Oberfläche zu dunkel wird, Oberfläche mit einem zweiten Blech abdecken.

Tipps

Den Deckel in kleine Würfel schneiden, leicht anbraten und mit in die Füllungsmasse geben.

Die Füllung mit Champignons ergänzen. Diese dazu leicht anbraten.

Etwas Käse zum Zerschmelzen oben auf die Paprika streuen.

Auch Tomaten oder Zucchini kann man füllen. Dazu die Tomaten und die Zucchini aushöhlen und mit der Füllungsmasse befüllen.

Kürbisrisotto

mittel-leicht | 4 Portionen | 60 min (davon 30 min Garzeit)

Zutaten

ein kleiner Hokaido-Kürbis

eine Sellerieknolle

eine Lauchstange

2-3 Möhren

einige Frühlingszwiebeln

eine weiße Zwiebel

500 g Risottoreis

etwas Schale einer Zitrone

Rosmarin

Zubereitung

1. Den Kürbis und das weitere Gemüse waschen. Den Kürbis in Spalten und das andere Gemüse in Würfel schneiden. Alles zusammen in 1 l Wasser mit etwas Salz in einem großen Topf etwa 30 Minuten kochen.
2. Die Brühe durch ein Sieb geben und das Kürbisfleisch zur Seite stellen. Das restliche Gemüse wird in dem Risotto nicht weiter verwendet (kann jedoch als Beilage verwendet werden).
3. Für das Risotto die Zwiebel klein hacken und mit etwas Rosmarin zusammen leicht andünsten. Den Risottoreis dazugeben und

unter Rühren glasig dünsten. Nach Geschmack etwas Salz und Zitronenschale hinzufügen.

4. Mit 200 ml der hergestellten Brühe angießen und gut mischen. Die restliche Brühe nach und nach dazugeben und unter stetigem Rühren einkochen lassen bis der Reis eine cremige Konsistenz erhält. Die Flüssigkeit wird vom Reiskorn fast völlig aufgenommen.
5. Am Ende das Kürbisfleisch untermengen und das Risotto mit Muskatnuss abschmecken.

Tipps

Kann wunderbar kalt gegessen werden.

Mit weiteren Gewürzen verändern und beispielsweise Ingwer hinzufügen.

Rindersteak mit buntem Gemüse

mittelleicht 2 Portionen 45 min

Zutaten

2 Rindersteaks

100 g Stangenbohnen

2 Stück Frühstücksspeck in Scheiben

100 g Champignons

eine rote Paprikaschote

eine kleine Zucchini

2 Handvoll Cherry-Tomaten

etwas Broccoli (oder ein anderes verfügbares Gemüse)

einige junge Möhren

Salz

Pfeffer

3 EL Olivenöl zum Braten

100 ml Gemüsebrühe (gegebenenfalls mit einem Brühwürfel herstellen)

Kräuterbutter

Zubereitung

1. Die Steaks waschen und trockentupfen, pfeffern. Die Zucchini waschen und in Scheiben schneiden, die Paprikaschote waschen,

putzen und in Stücke schneiden. Die Champignons putzen und halbieren. Die Möhrchen säubern und in kleine Stücke schneiden. Die Bohnen putzen, in vier Päckchen unterteilen und mit den Speckscheiben umwickeln. In einem Topf mit

2. Dampfeinsatz geben und über wenig Salzwasser circa 15 Minuten dämpfen. Alternativ mit sehr wenig Wasser garen.
3. Das restliche Gemüse in Öl kräftig anbraten, mit der
4. Brühe angießen und circa 5 Minuten dünsten.
5. Das Fleisch in einer Pfanne von beiden Seiten etwa 1 Minute kräftig braten, auf einen Teller geben und im Ofen zugedeckt bei circa 200° C für etwa 10 Minuten ziehen lassen.
6. Das Gemüse auf die Teller verteilen, die Bohnen-Päckchen dazugeben sowie das Fleisch. Das Fleisch nochmals etwas pfeffern und je nach Geschmack mit oder ohne Kräuterbutter servieren.

Tipps

Als Beilage eignen sich fast alle Gemüsesorten.

Sehr gut schmecken auch gebratene Champignons mit Zwiebeln zum Steak.

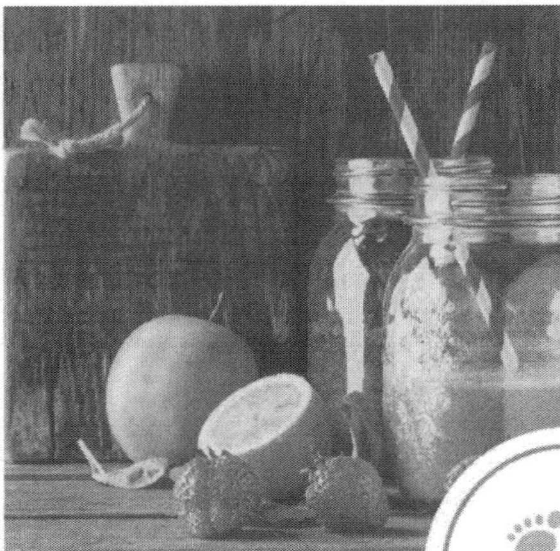
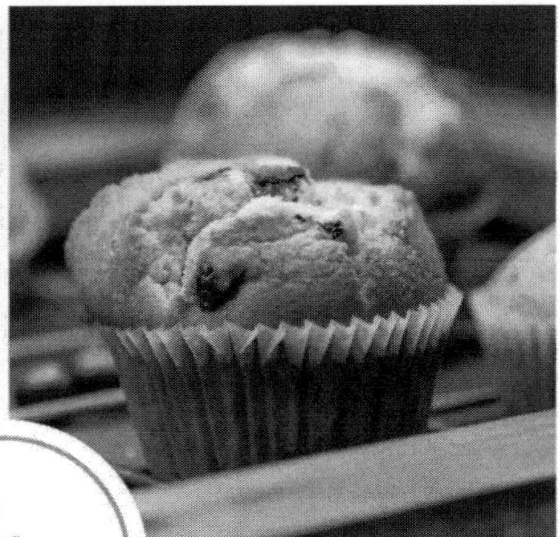

REZEPTE FÜR

SMOOTHIES & SÜSSES

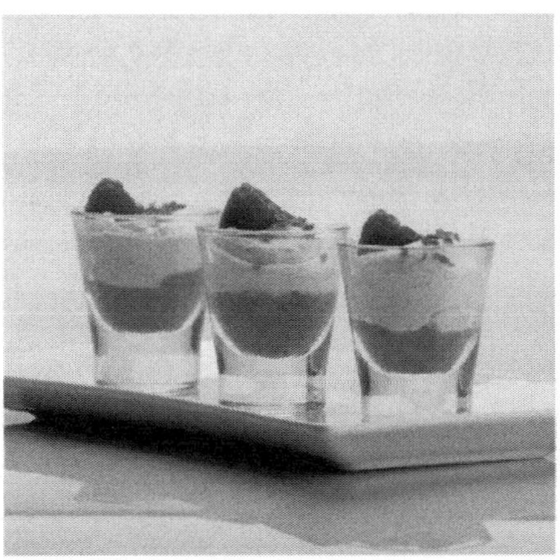
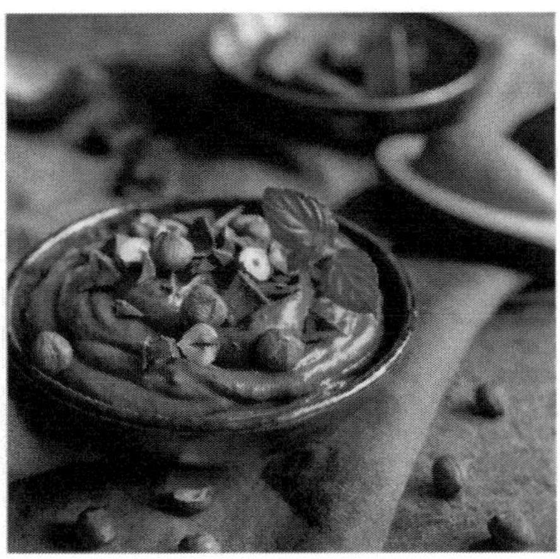

Smoothies

Ein Smoothie kann eine echte Mahlzeit nicht ersetzen.

Denn unser Verdauungsprozeß besteht aus mehreren aufeinander abgestimmten Teilschritten, die “der Smoothie” teilweise zu schnell durchläuft.

Beginnend mit dem Kauvorgang, bei dem der Speise bereits Verdauungsenzyme beigemengt werden, über den Verbleib des Speisebreis im Magen, bei dem die Magensäure wichtige Aufgaben beispielsweise zur Aufnahme Vitamin B12 übernimmt, gelangt der Speisebrei in den Darm. Die Magenfüllung an sich signalisiert parallel dem Darm beziehungsweise der Leber und der Bauchspeicheldrüse, dass der nächste Schritt im Verdauungsprozeß eingeleitet werden kann. Mit dem nun folgenden Übergang des Speisebreis in den ersten Darmabschnitt werden Gallensäuren aus der Leber und weitere Verdauungsenzyme aus der Bauspeicheldrüse beigemengt. So übernimmt jeder Verdauungsabschnitt seine Aufgaben. Mit einem Smoothie werden einige dieser natürlichen Verarbeitungsschritte übergangen und die Nährstoffe des Smoothies dadurch praktisch nicht immer in dem Maße aufgenommen werden wie sie theoretisch zugeführt wurden.

Hinweis: Um die fettlöslichen Vitamine A, D, E (und K) aus den reinen Lebensmitteln auch in Smoothies für eine Nährstoffaufnahme verfügbar zu machen, solltest du am besten immer einige Tropfen Öl hinzufügen.

Smoothies stellen eine Ergänzung in der Kinderwunsch-Ernährung dar. Sie sind als Teil einer Mahlzeiten geeignet, jedoch nicht als vollwertiger Ersatz eines klassischen Rezeptes.

Smoothies - Basis grün

gelingt leicht | 2 Gläser | 15 min

Zutaten

zwei Blätter Grünkohl

eine Handvoll Feldsalat

eine Handvoll Brunnenkresse

2 grüne Äpfel

Saft von einer halben Zitrone

einige Tropfen Öl (Lein- oder Olivenöl)

Zubereitung

Smoothies sind sehr einfach mit Hilfe eines Entsafters oder einer Saftzentrifuge Herzustellen.

1. Die Grünkohlblätter, den Feldsalat und die Brunnenkresse waschen, abtropfen lassen und gegebenenfalls klein schneiden.
2. Die Äpfel waschen und mit der Schale in kleine Stücke schneiden.
3. Alles nach und nach in einen Entsafter oder eine
4. Saftzentrifuge geben. Den Zitronensaft dazugeben und den Saft durch ein Sieb streichen und sofort servieren.

Tipps

Gleich eine größere Menge herstellen und im Kühlschrank lagern. Diese Smoothies können warm oder kalt genossen werden. Möchte man sie warm haben, dann gibt man zum Schluss einen Schuss heißes Wasser hinzu.

Reichlich Kräuter oder Gewürze nach Geschmack ergänzen: Petersilie, Kresse, Schnittlauch, Ingwer, Radieschen oder anderes

Salatblätter hinzufügen: Chicoree, Rauke, Mangold, Spinat, Rote Beete Blattgrün, Löwenzahn

Variante 1: frisch und schmackhaft

zwei Blätter Grünkohl

eine Birne

ein roter Apfel

eine halbe Salatgurke

Saft von einer ganzen Zitrone

einige Tropfen Öl (Lein- oder Olivenöl)

Variante 2: etwas herb

3 Möhren

eine halbe Fenchelknolle

eine halbe rote Beete Knolle

eine halbe Salatgurke

Saft von einer halben Zitrone

einige Tropfen Öl (Lein- oder Olivenöl)

Variante 3: süß und cremig

2 reife Bananen

1 EL Mandelmus oder eine andere Süße

1 EL Zitronensaft

20 g Spinat

einige Tropfen Öl (Lein- oder Olivenöl)

Smoothies - Basis rot

gelingt leicht 2 Gläser 10 min

Zutaten

10 Erdbeeren der Saison

4 Möhren

Saft einer halben Zitrone

einige Tropfen Öl (Lein- oder Olivenöl)

Zubereitung

Smoothies sind sehr einfach mit Hilfe eines Entsafters oder einer Saftzentrifuge Herzustellen.

1. Die Möhren und Erdbeeren waschen, putzen und in Stücke schneiden
2. alle Zutaten in den Entsafter oder eine Saftzentrifuge füllen und anschließend durch ein Sieb streichen und sofort servieren

Tipps

Gleich eine größere Menge herstellen und im Kühlschrank aufbewahren.

Diese Smoothies können warm oder kalt genossen werden. Möchte man sie warm haben, dann gibt man zum Schluss einen Schuss heißes Wasser hinzu.

Reichlich Kräuter oder Gewürze nach Geschmack ergänzen: Petersilie, Kresse, Ingwer oder auch Zimt und Kokosrapseln

Anderes Obst hinzufügen: Apfel, Birne, Blaubeeren, Brombeeren, Erdbeeren, Johannisbeeren, Stachelbeeren und andere Sorten.

Variante 1: voller Aroma und frisch

150 g gemischte rote Beeren

200 g Fruchtfleisch von einer Wassermelone

Saft von einer Zitrone

einige Tropfen Öl (Lein- oder Olivenöl)

Variante 2: herb und süß

100 g Heidelbeeren

100 g Himbeeren

zwei Orangen

150 ml Traubensaft

einige Tropfen Öl (Lein- oder Olivenöl)

Variante 3: ausgewogen

eine kleine Rote Beete (wenn vorhanden mit dem Blättgrün)

ein Apfel

eine Möhre

etwas Apfelsaft nach Geschmack

Saft einer halben Zitrone

einige Tropfen Öl (Lein- oder Olivenöl)

Variante 4: spannendes Aroma

2 kleine Knollen Rote Beete

eine Banane

eine Orange

100 g gemischte rote Beeren oder Trauben

ein TL Leinöl

eine prise Pfeffer

50 ml Kokosmilch oder Kokosraspeln

Süßes

Nussplätzchen (Makronen)

gelingt leicht | 20 Plätzchen | 40 min (davon 20 min Backzeit)

Zutaten

2 Eiweiß

200 g gemahlene Haselnüsse

50 g Softdatteln

eine Prise Salz

eine Messerspitze Vanille (aus der Schote oder ein Päckchen Vanillezucker)

½ TL Zimtpulver

20 - 25 ganze Haselnüsse zum Garnieren

Zubereitung

1. Das Eiweiß vom Eigelb trennen. (Das Eigelb im Kühlschrank aufbewahren und in einem anderen Rezept nutzen.)
2. Das Eiweiß mit einer Prise Salz steif schlagen.
3. Die Datteln klein schneiden.

4. Die 200 g gemahlenen Haselnüsse zusammen mit der Vanille und dem Zimt dem Eiweiß unterrühren. Zum Schluss die kleingeschnittenen Datteln unterheben.
5. Nun die Plätzchen formen und auf das Backblech legen (Backpapier oder Backoblaten nutzen). Jeweils eine Haselnuss oben auf die Plätzchen drücken.
6. Im vorgeheizten Backofen bei 150 °C Ober- und Unterhitze etwa 20 Minuten backen.

Tipps

Nutze andere Nüsse wie Mandeln oder Walnüsse oder mische die Nüsse.

Zum Süßen statt der Datteln beispielsweise Apfelmark, Kokoszucker, Kokosflocken /-öl oder -milch, oder mehr Zimt und Vanillemark nutzen.

Das Aroma und die Süße durch ein Lorbeerblatt beim Herstellen der Teigmasse ergänzen und etwas Muskatnuss hinzufügen.

Blaubeermuffins

gelingt leicht | 10 Muffins | 40 min (davon 20-30 min im Backzeit)

Zutaten

270 g Blaubeeren

250 g Dinkelmehl

175 ml Milch

75 g weiche Butter

3 Eier

3 EL Agavensirup oder Ahornsirup

2 TL Backpulver

Vanillearoma aus einer Schote

Zubereitung

1. Die Blaubeeren waschen und abtupfen.
2. Die Butter zusammen mit der Milch, den Eiern, dem Ahornsirup und dem Vanillearoma in einer Rührschüssel geben und mit einem Handrührgerät verrühren.
3. Nach und nach das Mehl sowie das Backpulver zum Teig geben und alles zu einem glatten Teig verrühren. Die Blaubeeren vorsichtig unter den Teig heben.
4. Den Teig mit Hilfe von zwei Esslöffeln in ein mit einem Backförmchen ausgelegte Muffinform geben.
5. Die Muffins zwischen 20 und 30 Minuten im Umluftherd bei 160° backen. Gegen Ende der Backzeit mit Hilfe eines Holzstäbchen

prüfen, ob die Muffins fertig gebacken sind (die Muffins sind fertig wenn kein Teig mehr am Stäbchen kleben bleibt).

Tipps

Den Teig mit gehackten oder gemahlenen Nüssen wie Mandeln oder Walnüssen verfeinern.

Einige Blaubeeren durch anderes Obst ersetzen wie beispielsweise eine Banane.

Schoko-Nachtisch

gelingt leicht | 2 Portionen | 40 min (davon 30 min Kühlung)

Zutaten

eine kleine Dose Kokosmilch (200 ml) oder Nussmilch

2 gehäufteTL Kakaopulver (ungezuckert)

50 g Nüsse (beispielsweise Cashewkerne oder Haselnüsse)

50 g Aprikosen (getrocknet)

Zubereitung

1. Die Cashewkerne oder Nüsse fein zerkleinern.
2. Das Kakaopulver, die Aprikosen und die Kokosmilch dazugeben und zu einer glatten Masse pürieren.
3. Im Kühlschrank für 30 Minuten kalt stellen.

Tipps

Die Masse kann auch als Schoko-Aufstrich verwendet werden.

Schokoladen-Pflaumen-Kuchen

gelingt leicht | ein Kuchen | 90 min (davon 50 min Backzeit und 15 min Kühlung)

Zutaten

170 g getrocknete Pflaumen

125 ml Haselnusslikör

200 g dunkle Schokolade

125 g Butter

5 Eier

150 g brauner Zucker

180 g gemahlene Haselnüsse

300 ml frische Schlagsahne

Kakaopulver

Zubereitung

1. Die Pflaumen fein hacken und mit 125 ml Haselnusslikör in einem Topf aufkochen. Die Hitze reduzieren und 2 Minuten weiter köcheln lassen, danach abkühlen lassen.
2. Den Backofen auf 180 Grad vorheizen. Eine runde Springform (ca. 24 cm Durchmesser) fetten. Den Boden und die Seiten mit Backpapier auslegen.
3. Die Schokolade grob hacken und mit der Butter in einem Topf bei geringer Hitze schmelzen und abkühlen lassen.
4. Eier trennen. Die Eigelbe und den Zucker cremig schlagen.

5. Dann die geschmolzenen Schokolade, die gemahlenen Haselnüsse und die abgekühlte Pflaumenmischung zufügen.
6. Das Eiweiß mit dem Handrührgerät steif schlagen und unter die Schokoladenmischung heben. Den Teig in die Springform füllen.
7. Den Kuchen ca. 50 min backen. Anschließend aus dem Ofen nehmen und ca. 15 min abkühlen lassen.
8. Die Schlagsahne zu einer lockeren Sahne schlagen und 2 EL Haselnusslikör darunter rühren.
9. Den Kuchen mit Kakaopulver bestäuben und mit der Haselnuss-Schlagsahne servieren.

Tipps

Das Dinkelmehl durch eine andere Mehlsorte ersetzen.

Haselnussmehl verwenden.

Statt der Haselnüsse andere Nussarten verwenden.

Der Kuchen kann wunderbar aufbewahrt werden. Er bleibt bis zu 3 Tage saftig und schmeckt auch erneut aufgewärmt hervorragend.

Schokoladen-Avocado-Mousse

gelingt leicht 4 Portionen 15 min

Zutaten

eine reife Banane (90 g Frucht)

2 Avocados je ca. 100 g (180 g geschält und entkernt)

150 g weiche Datteln

130 g Hafermilch

45 g Bio-Kakao

eine Prise Meersalz

ein Esslöffel gehackte Mandeln

Zubereitung

1. Sollten die Datteln etwas härter sein, mit kochendem Wasser übergießen und einige Minuten einweichen.
2. Alle Zutaten in einen Mixer geben und glatt rühren. Da die Masse eventuell ziemlich dick wird, mit einem Spatel herunterdrücken und in mehreren kurzen Intervallen mixen.
3. Das Schokoladenmousse auf Schälchen verteilen und einige gehackte Mandeln darüber streuen.
4. Im Kühlschrank aufbewahren und bald genießen.

Tipps

Mit etwas Muskatnuss würzen.

Nur die Hälfte der Datteln verwenden und nach Bedarf mit Honig süßen, dann jedoch mit der Zugabe von der pflanzlichen Milch vorsichtig sein.

Je nach gewünschter Konsistenz der Schokoladenmousse mit der Flüssigkeitszugabe etwas vorsichtig sein.

Einige gehackte Mandeln in der Mousse schmecken wunderbar.

Fliederbeersuppe mit Grießklößen

mittel-leicht 4 Portionen 35 min

Zutaten

1/2 l Fliederbeersaft (Holunderbeersaft)

1/4 l klarer Apfelsaft

115 g Kokoszucker

eine Zimtstange (oder etwas Zimtpulver)

die Schale einer unbehandelten Zitrone

300 g Äpfel

40 g Speisestärke

1/8 l Milch

15 g Butter

ein Päckchen Vanillezucker (oder Vanillearoma aus der Schote)

eine Prise Salz

60 g Grießpulver

ein Ei mittlerer Größe

Zubereitung

1. Fliederbeersaft, Apfelsaft, 1/4 l Wasser, 100 g Zucker, Zimtstangen und Zitronenschale zusammen aufkochen.
2. Inzwischen die Äpfel waschen, vierteln und die Kerngehäuse herausschneiden. Die Apfelviertel in mundgerechte Stücke schneiden, in die Suppe geben und alles etwa 5 Minuten köcheln lassen.

3. Mit Speisestärke mit wenig Wasser glatt rühren, in die Suppe rühren und nochmals kurz aufkochen lassen.
4. Die Zimtstangen und Zitronenschale entfernen, die Suppe nochmals mit Kokoszucker abschmecken und warm stellen.
5. Für die Grießklöße Milch, Fett, den restlichen Kokoszucker, Vanillearoma und Salz aufkochen.
6. Den Topf vom Herd nehmen und den Grieß unterrühren. Weiter kochen bis sich die Masse als Kloß vom Topfboden löst. Etwas abkühlen lassen, dann das Ei unterrühren.
7. Mit zwei angefeuchteten Teelöffeln etwa 16 Klöße formen und in reichlich kochendem Wasser 8-10 Minuten gar ziehen lassen. Die Klößchen abtropfen lassen, in tiefe Teller verteilen und mit der heißen Suppe servieren.

Tipps

Die Fliederbeersuppe schmeckt auch ohne Grießklöße sehr gut.

Einige Mandelsplitter hinzugeben.

Je nach Jahreszeit mit mehr Zimt, Nelken und anderen Gewürzen abschmecken.

Rhabarberkompott mit Erdbeeren und Thymian

gelingt leicht | 4 Portionen | 30 min

Zutaten

2 Orangen

6 Stangen Rhabarber

3 ELAgavendicksaft oder Ahornsirup

200 g Erdbeeren

3 Zweige Thymian

Zubereitung

1. Den Saft aus den Orangen auspressen und den Rhabarber waschen und in kleine Stücke schneiden.
2. Den Orangensaft und den Rhabarber mit zweieinhalb Esslöffeln Agavendicksaft in einem Topf aufkochen und 10 Minuten köcheln lassen und anschließend 10 Minuten kalt stellen.
3. Die Erdbeeren waschen, vom Grün befreien und halbieren. Den Thymian gegebenenfalls abspülen und trocken tupfen. Die Erdbeeren mit dem Thymian und dem restlichen Agavendicksaft mischen.
4. Die Erdbeeren auf dem Rhabarberkompott anrichten und servieren.

Tipps

Mit Nüssen bestreuen und mit steif geschlagener Schlagsahne servieren.

Obstsalat mit Nüssen

gelingt leicht

4 Portionen

40 min (davon 30 min Kühlzeit)

Zutaten

800 g gemischte Früchte der Saison: Äpfel Orangen, grüne und blaue Trauben, Blaubeeren, Himbeeren, Erdbeeren und so weiter

2 EL feiner Kokoszucker

Saft einer Zitrone

40 ml Himbeergeist

80 g grob gehackte gemischte Nüsse

Zubereitung

1. Das Obst waschen, putzen gegebenenfalls schälen und in mundgerechte Stücke schneiden. In einer Schüssel mischen, mit Puderzucker bestreuen und den Zitronensaft und den Himbeergeist darüber geben. Alles miteinander vermengen und im Kühlschrank etwa 30 Minuten zugesteckt ziehen lassen.
2. Mit den Nüssen bestreut und servieren.

Tipps

Mit Schlagsahne servieren.

Etwas Honig über den Obstsalat geben.

Mit 9%igem Joghurt "griechische Art" servieren

Positiv-Einkaufsliste

Hier findest du viele Lebensmittel, die für die bewusste Ernährung zur Unterstützung deiner Gesundheit und Fruchtbarkeit geeignet sind.

Diese Liste kannst du dir zusätzlich von meiner Webseite herunterladen und für deine Einkäufe ausdrucken. So hast du immer Inspiration und greifst automatisch zu den passenden Lebensmitteln, die deine Gesundheit und Fruchtbarkeit unterstützen.

Hier ist der Link: https://kinderwunsch-expertin.com/wjkg

DEIN PASSWORT für den Download ist: **Iss-dich-schwanger**

Gemüse

Aubergine, Artischocke, Blumenkohl, Brokkoli, dunkles Blattgemüse wie Spinat, Mangold, Porree oder Grünkohl, Grüner Salat (Chicoree, Blattsalat, Endivie, Romana, Chinakohl, Eisbergsalat, Rucola, Feldsalat), Fenchel, Gurke, Kürbis, Karotte, Kohlrabi, Kartoffel, Kohlsorten, Meerrettich, Oliven, Paprika, Pastinake, Rettich, Rote Beete, Rosenkohl, Rotkohl, Sellerie, Spitzkohl, Steckrübe, Süßkartoffel, Spargel, Tomate, Zucchini

Hülsenfrüchte

Erbse, Erdnuss, Grüne Bohne, Kichererbse, Kidney-Bohne, schwarze und rote Linse, Sojabohne, Stangenbohne, Zuckerschote

Vollkorngetreide

und daraus hergestellte Produkte wie Nudeln, Teig oder Brot:

Dinkel, Gerste, Hanf, Hafer, Hirse, Mais, Reis, Roggen, Quinoa

Glutenfreie Lebensmittel:

Amaranth, Buchweizen, Hirse, Leinsamen, Nussmehl, Bohnen- und Erbsenmehl, Kartoffelmehl, Quinoa, Reis, Mais

Obst & Früchte

und die dazugehörigen Trockenfrüchte

Apfel, Ananas, Aprikose, Avocado, Banane, Birne, Blaubeere, Brombeere, Cranberry, Dattel, Erdbeere, Grapefrucht, Granatapfel, Hagebutte, Himbeere, Holunderbeere, Kirsche, Kiwi, Mango, Melone, Orange, Papaya, Pflaume, Pfirsich, Preiselbeere, rote und schwarze Johannisbeere, Rhabarber, rote und weiße Traube, Sanddorn, Stachelbeere, Zitrone

Fisch, Fleisch und anderes tierische Proteine

Fisch & Meeresfrüchte:

Alge, Auster, Forelle, Garnelen, Hering (Matjes), Hummer, Karpfen, Krabbe, Lachs, Makrele, Miesmuschel, Saibling, Sardine, Scholle, Seelachs, Sprotte, Thunfisch

Fleisch:

Hühnchen, Pute, wenig rotes Fleisch (Rind, Lamm, Schaf)

Tierische Proteine:

Ei, Vollfett-Joghurt (in Maßen), Sahne, Kefir, Käse (Brie, Camembert, Edamer, Emmentaler, Gouda, Tilsiter) und Quark, Joghurt aus Schaf- oder Ziegenmilch, Ziegen- und Schafskäse

Pilze

Champignon, Pfifferling, Steinpilz

Samen, Kerne, Sprossen und Nüsse

Chiasamen, "Kakao" , Kürbiskerne, Leinsamen, Sesam (schwarz und weiß), Sonnenblumenkerne, Sprossen aller Art wie Brunnenkresse, Weizenkeime/-gras

Nüsse:

Chashew-Kern, Haselnuss, Mandel, Paranuss, Pecannuss, Pistazie, Walnuss

Probiotika

Joghurt (mit lebenden Bakterienkulturen) aus Vollfettmilch, Sahne, Buttermilch, Kefir, Quark

und kuhmilch-frei:

Joghurt aus Getreidemilch, Kokosmilch oder Lupinen

sowie fermentiertes Gemüse wie Sauerkraut, Kimchi, saure Gurken, Apfelessig, Miso

Fette & Öle

Zum Braten: Butter, Kokosfett, Schmalz

Zum kalten Anrichten kaltgepresste unraffinierte Öle:

Avocadoöl, Distelöl, Kokosöl, Leinöl, Olivenöl, Rapsöl, Sesamöl, Walnussöl und andere Nussöle

Kräuter und Gewürze

Anis, Basilikum, Bohnenkraut, Chili, Currymischung, Dill, Estragon, Ingwer, Kardamom, Kerbel, Knoblauch, Koriander, Kümmel, Kurkuma, Lauch, Lorbeer, Meerrettich, Meersalz, Minze, Muskatnuss, Nelken, Paprika, Oregano, Petersilie, Pfeffer, Piment, Rosmarin, Sauerampfer, Schnittlauch, Senf, Thymian, Vanille, Zimt, Zitrone, Zwiebeln

Zucker und Zuckerersatz

unraffinierter Vollrohrzucker wie Birkenzucker, Kokosblütenzucker oder Panela

Agavendicksaft, Ahornsirup, Apfeldicksaft, Dattelsirup, Honig, Stevia

Das Online-Kapitel

5-Tage-Detox-Programm

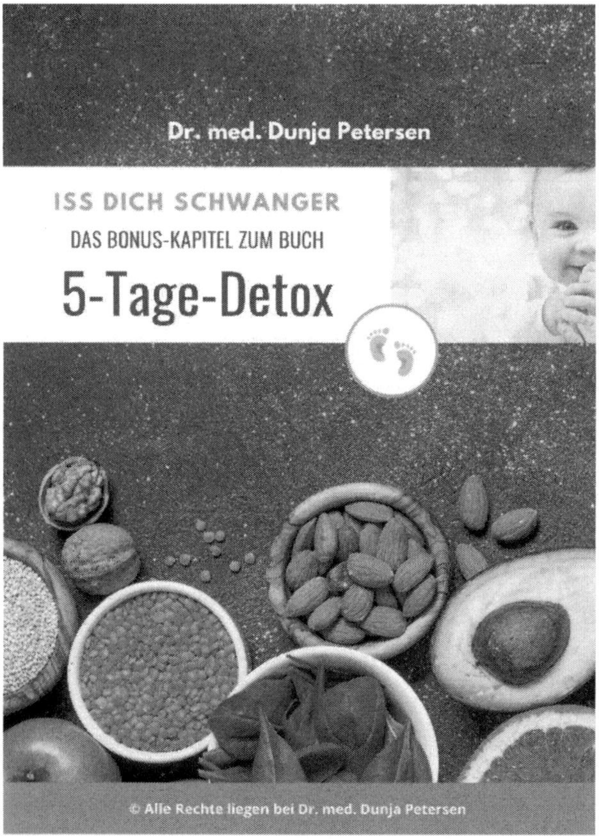

Mit Hilfe dieses Detox-Programmes kannst du wunderbar in deine Veränderung starten!

Auf den 23 Seiten als PDF zum Ausdrucken oder für deinen Computer/ Smartphone oder Reader findest du eine Einführung und viele Tipps zur Vorbereitung und Durchführung.

Du bekommst in dem PDF auch:

- **vier Akupressurpunkte** zur Unterstützung deines Stoffwechsels, der Entspannung und des Immunsystems
- eine Anleitung für einen **Leberwickel**
- die komplette Einkaufsliste für 2 Personen
- Rezepte für alle Mahlzeiten an den 5 Tagen.

Lade dir jetzt dein Bonus-Kapitel zum Buch auf meiner Webseite herunter: Nutze dazu diesen individuellen Link zum Download: https://kinderwunsch-expertin.com/7je1.

DEIN PASSWORT für den Download lautet: **Iss-dich-schwanger**

Mehr von Dr. Dunja Petersen

Kennst du den **Online-Kurs „Iss dich schwanger“ zum Buch** ?

Es ist ein 4-Wochen-Online-Programm für Kinderwunsch-Frauen und -Paare, die die Grundlagen der Kinderwunsch-Ernährung noch einmal und ausführlicher durchgehen möchten. Dazu gibt es einen ausführlichen Frage&Antwort-Bereich, viele Videos, Checklisten und eine Community, mit der du gemeinsam auf deinem Kinderwunschweg zusammen bist und dich austauschen kannst.

Auf dieser Webseite kannst Du mehr über das Programm erfahren: https://kinderwunsch-expertin.com/h17j.

Das Buch: ***Natürlich zum Wunschkind*** (von Dr. Dunja Petersen) - Die Fruchtbarkeit typgerecht anregen mit Traditioneller Chinesischer Medizin, ISBN 978-3-432-10261-0, Trias Verlag.

Webseiten und Kontakt

https://www.Natuerlich-zum-Wunschkind.de (Webseite & Blog)

Facebook-Seite:
https://www.facebook.com/schwangerwerden.kinderwunsch

Instagram:
https://www.instagram.com/kinderwunsch.schwangerwerden

Pinterest:
https://www.pinterest.de/drdunjapetersen/

War dieses Buch hilfreich für dich?

Eine Bitte an dich:

Ich würde mich sehr über eine ehrliche Rezension von dir freuen!

Wenn du deine Meinung dazu sagst und es gegebenenfalls empfiehlst, hilft deine Rezension jemand anderem zu entscheiden, ob er/sie dieses Buch kaufen möchte.

Rezensionen entscheiden auch mit darüber, ob dieses Buch bei Suchanfragen zum Thema Kinderwunsch angezeigt wird.

Mit deiner Rezension und Bewertung können daher auch andere Frauen und Paare mit noch unerfülltem Kinderwunsch auf dieses Buch aufmerksam werden und das wäre wunderbar ...

Vielen Dank für deine Unterstützung!

Dr. Dunja Petersen

Dr. med. Dunja Petersen

Wrangelstr. 61, D-24105 Kiel

Titel: Iss dich schwanger

ISBN: 9798725326819

Herausgeberin und Autorin: Dr. Dunja Petersen (1. Auflage 2021)

Druck: independent publishing

Covergestaltung Dr. Dunja Petersen (Bilder von Canva)

Copyright © 2021

Diese Publikation ist in der Deutschen Nationalbibliothek verzeichnet. Detaillierte Informationen sind auf dieser Webseite https://portal.dnb.de abrufbar.

Dieses Buch ist auch als Ebook erhältlich.

Bildnachweis

Umschlagsfoto: nadianb von Canva Pro

Fotos der Collagen im Innenteil zu Nährstoffe, Superfoods, Frühstück & Aufstriche, Salate & Suppen, Hauptgerichte, Smoothies & Süßes von Canva Pro: Getty Images, Getty Images Pro, kostrez, Pexels, Yuri Iluhin, Joshue Resnick, Syda Productions, Alena Ozerova, Yuliia Chyzhevska, Pixabay, Yuliya Furman, nadianb.

Alle Angaben in diesem Buch erfolgen trotz sorgfältiger Bearbeitung ohne Gewähr. Alle Informationen, Methoden und Ratschläge in diesem Buch stellen die Meinung und Erfahrung der Autorin dar. Diese sind unverbindlich und ersetzen keine ärztliche Beratung oder Behandlung. Eine Haftung der Autorin oder des Herausgebers ist ausgeschlossen.

Dieses Werk ist urheberrechtlich geschützt.

Alle Rechte, auch die der Übersetzung, des Nachdrucks und der Vervielfältigung des Werkes oder Teilen daraus, sind vorbehalten. Kein Teil des Werkes darf ohne schriftliche Genehmigung der Herausgeberin und Autorin in irgendeiner Form (Fotokopie, Mikrofilm oder ein anderes Verfahren), auch nicht für Zwecke der Unterrichtsgestaltung, reproduziert oder unter Verwendung elektronischer Systeme verarbeitet, vervielfältigt oder verbreitet werden. Die Wiedergabe von Gebrauchsnamen, Handelsnamen, Warenbezeichnungen usw. in diesem Werk berechtigt auch ohne besondere Kennzeichnung nicht zu der Annahme, dass solche Namen im Sinne der Warenzeichen- und Markenschutz- Gesetzgebung als frei zu betrachten wären und daher von jedermann benutzt werden dürften. Trotz sorgfältigem Lektorat können sich Fehler einschleichen. Autorin und Verlag sind deshalb dankbar für diesbezügliche Hinweise. Jegliche Haftung ist ausgeschlossen, alle Rechte bleiben vorbehalten.

Printed in Poland
by Amazon Fulfillment
Poland Sp. z o.o., Wrocław

81180883R00119